中国医学临床百家

刘海峰 / 著

早期胃癌
刘海峰 2017 观点

U0333365

科学技术文献出版社
SCIENTIFIC AND TECHNICAL DOCUMENTATION PRESS

·北京·

图书在版编目（CIP）数据

早期胃癌刘海峰2017观点 / 刘海峰著. —北京：科学技术文献出版社，2017.7

ISBN 978-7-5189-2799-9

Ⅰ.①早… Ⅱ.①刘… Ⅲ.①胃癌—诊疗 Ⅳ.① R735.2

中国版本图书馆 CIP 数据核字（2017）第 128498 号

早期胃癌刘海峰2017观点

策划编辑: 巨娟梅　责任编辑: 巨娟梅　李　丹　责任校对: 张吲哚　责任出版: 张志平

出　版　者	科学技术文献出版社	
地　　　址	北京市复兴路15号　　邮编　100038	
编　务　部	(010) 58882938，58882087（传真）	
发　行　部	(010) 58882868，58882874（传真）	
邮　购　部	(010) 58882873	
官 方 网 址	www.stdp.com.cn	
发　行　者	科学技术文献出版社发行　全国各地新华书店经销	
印　刷　者	虎彩印艺股份有限公司	
版　　　次	2017 年 7 月第 1 版　2017 年 7 月第 1 次印刷	
开　　　本	710×1000　1/16	
字　　　数	163千	
印　　　张	17.5	
书　　　号	ISBN 978-7-5189-2799-9	
定　　　价	108.00元	

序

Foreword

韩启德

欧洲文艺复兴后，以维萨利发表《人体构造》为标志，现代医学不断发展，特别是从 19 世纪末开始，随着科学技术成果大量应用于医学，现代医学发展日新月异，发生了根本性的变化。

在过去的一个世纪里，我国现代化进程加快，现代医学也急起直追。但由于启程晚，经济社会发展落后，在相当长的时期里，我国的现代医学远远落后于发达国家。记得 20 世纪 50 年代，我虽然生活在上海这个最发达的城市里，但是母亲做子宫切除术还要到全市最高级的医院才能完成；我患猩红热继发严重风湿性心包炎，只在最严重昏迷时用过一点青霉素。20世纪60—70年代，我从上海第一医学院毕业后到陕西农村基层工作，在很多时候还只能靠"一根针，一把草"治病。但是改革开放仅仅30多年，我国现代医学的发展水平已经接近发达国家。可以说，世界上所有先进的诊疗方法，中国的医生都能做，有的还做得更好。更为可喜的是，近年来我国医学界开始取得越来越多的原创性成果，在某些点上已经处于世界领先地位。中国医生已经不再盲从发达国家的疾病诊疗指南，而能根据我们自己的经验和发现，根据我国自己的实际情况制定临床标准和规范。我们越来越有自己的东西了。

要把我们"自己的东西"扩展开来，要获得越来越多"自己的东西"，就必须加强学术交流。我们一直非常重视与国外的学术交流，第一时间掌握国外学术动向，越来越多地参与国际学术会议，有了"自己的东西"也总是要在国外著名刊物去发表。但与此同时，我们更需要重视国内的学术交流，第一时间把自己的创新成果和可贵的经验传播给国内同行，不仅为加强学术互动，促进学术发展，更为学术成果的推广和应用，推动我国医学事业发展。

我国医学发展很不平衡，经济发达地区与落后地区之间差别巨大，先进医疗技术往往只有在大城市、大医院才能开展。在这种情况下，更需要采取有效方式，把现代医学的最新进展以及我国自己的研究成果和先进经验广泛传播开去。

基于以上考虑，科学技术文献出版社精心策划出版《中国医学临床百家》丛书。每本书涵盖一种或一类疾病，由该疾病领域领军专家撰写，重点介绍学术发展历史和最新研究进展，并提供具体临床实践指导。临床疾病上千种，丛书拟以每年百种以上规模持续出版，高时效性地整体展示我国临床研究和实践的最高水平，不能不说是一个重大和艰难的任务。

我浏览了丛书中已经完稿的几本书，感觉都写得很好，既全面阐述有关疾病的基本知识及其来龙去脉，又介绍疾病的最新进展，包括笔者本人及其团队的创新性观点和临床经验，学风严谨，内容深入浅出。相信每一本都保持这样质量的书定会受到医学界的欢迎，成为我国又一项成功的优秀出版工程。

《中国医学临床百家》丛书出版工程的启动，是我国现代医学百年进步的标志，也必将对我国临床医学发展起到积极的推动作用。衷心希望《中国医学临床百家》丛书的出版取得圆满成功！

是为序。

作者简介
Author introduction

刘海峰，武警总医院医务部主任、武警部队消化内科中心主任、中国医疗救援暨武警部队医学救援研究所副所长，主任医师、教授，医学博士，博士研究生导师。

在早期胃癌诊断及微创治疗研究领域具有较深的造诣，率先开展消化内镜分子影像转化应用理论及技术创新探索，研发三种新型内镜用于消化道早癌诊疗研究。

兼任中国研究型医院学会消化内镜分子影像学专业委员会主任委员、武警部队消化内科专业委员会主任委员。武警部队高层次学科拔尖人才，享受国务院政府特殊津贴，享受军队优秀专业技术人才一类岗位津贴。2016年获中国医师奖，荣立集体二等功1次，三等功3次。

先后承担科研课题20余项，发表论文200余篇，主编副主编医学专著25部，获武警部队科技进步一等奖、中华医学科技奖一等奖、华夏医学科技奖二等奖等11项科技成果奖。

前言

胃癌是危害人类健康的重大疾病之一。我国属于胃癌高发国家，降低我国胃癌发病率和病死率是亟待解决的重大公共卫生问题。胃癌的预后与诊治时机密切相关，进展期胃癌即使接受了以外科手术为主的综合治疗，五年生存率仍低于30%；而大部分早期胃癌在内镜下即可获得根治性治疗，五年生存率超过90%。因此，胃癌的早期发现、早期诊断和早期治疗是降低病死率并提高生存率的主要策略。

我国早期胃癌的诊断率远远低于日本、韩国及美国等一些发达国家，其中的原因是多方面的，如患者的因素、医生的因素，甚至与国家的经济、人口以及政府财政和政策等因素有关。早期胃癌防治知识的缺乏及主动胃镜检查意识的薄弱，系统的早期胃癌筛查体系不完善，胃镜检查不够规范，早期胃癌的诊断水平及经验有待提高等问题，值得重点关注。因此，为了推广普及早期胃癌防治知识，进一步规范早期胃癌的诊治流程，本书在总结笔者多年工作经验的基础上，综合近几年国内外相关共识意见和研究进展，重点介绍了早期胃癌流行病学、病因学、病理学、筛查、诊断、治疗、随访研究进展，尤其是对早期胃癌筛查、诊断和预防面临的困难及问题进行了探讨和分析。

　　武警总医院消化内科早期胃癌研究团队多年来一直致力于早期胃癌诊断和微创治疗相关研究，尤其是在早期胃癌诊断新技术研发领域开展了一些具有开创性的工作。在国内率先开展了应用消化内镜分子影像学技术诊断早期胃癌的相关研究，牵头成立了中国研究型医院学会消化内镜分子影像学专业委员会。首次提出了通过消化内镜分子成像实现胃癌早期诊断的新理论，研发了高分辨率显微内镜、双通道荧光内镜、契伦科夫分子影像内镜成像系统三种新型内镜，并实现了核素放射激发荧光成像的新型分子影像成像模式，为胃癌早期诊断提供高分辨率、高特异性和高灵敏度的解剖结构、组织病理、生理功能和分子特异性等全方位的影像信息，从不同层次对病灶进行多元化成像，旨在解决活检的局限性、微小病灶难发现、不典型病灶不易识别、边界确定困难等早期胃癌诊断过程中面临的系列问题。同时，在胃癌发生机制、胃癌诊断治疗靶点选择、新型靶向探针研发等方面亦开展了系列研究工作。我们将以最大的热情，为进一步提高我国早期胃癌的诊治水平贡献自己的一份力量！

　　由于编写水平有限，书中可能存在不少纰漏甚至错误，敬请读者予以批评指正。本书的出版得到了我们研究团队中王伟岸、屈亚威、王晓枫、王寰、林栋雷等各位同仁的大力支持，在此表示衷心的感谢！

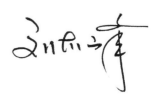

目 录
Contents

胃癌的流行病学和病因学 / 001

1. 胃癌是最常见的恶性肿瘤之一 / 001

2. 胃癌的发病率和病死率呈现全球性下降趋势 / 002

3. 近端胃癌和胃食管交界区腺癌明显增加 / 004

4. 胃癌患者呈现年轻化趋势 / 006

5. 人口学因素是胃癌的危险因素 / 008

6. 高盐饮食及不良饮食习惯与胃癌发生密切相关 / 011

7. 吸烟与胃癌发生风险呈剂量依赖关系 / 014

8. 饮酒与胃癌风险相关性意见不一 / 017

9. 幽门螺杆菌是胃癌的 I 类致癌因子 / 018

10. EB 病毒与胃癌发生的关系已得到广泛关注 / 021

11. 胃癌患者的家族聚集性现象 / 023

12. 地质、饮用水等环境因素影响胃癌的发生与预后 / 026

13. 报警症状对胃癌的预测作用尚有争议 / 028

幽门螺杆菌、EB 病毒感染与胃癌的发生发展 / 033

14. 幽门螺杆菌介导了从胃炎到胃癌的发展过程 / 033

15. 干细胞与幽门螺杆菌相关胃癌发生 / 037

16. 幽门螺杆菌菌株毒力因子在胃癌发生中的作用 / 042

17. 幽门螺杆菌相关胃癌的宿主遗传学及其肿瘤易感性 / 048

18. 幽门螺杆菌相关胃癌发生过程中的分子生物学改变 / 049

19. EB 病毒相关性胃癌是胃癌的一个特殊临床病理亚型 / 053

20. EB 病毒感染导致胃癌发生的机制目前尚不清楚 / 056

21. 幽门螺杆菌感染与 EB 病毒相关性胃癌的关系存在争议 / 058

胃癌的病理学 / 062

22. 胃癌癌前病变及胃癌癌前疾病 / 062

23. 胃癌发生是多因素参与、多步骤演变的复杂病理过程 / 066

24. 早期胃癌的定义与临床病理学特征 / 068

25. 胃癌分型经历了从大体外观到显微微观的发展历程 / 071

26. 在我国肠型胃癌发病率高于弥漫型胃癌 / 073

27. 胃癌分子分型研究取得初步进展 / 076

28. 表观遗传学异常与胃癌的发生发展密切相关 / 080

29. 蛋白质组学可能为胃癌诊断和治疗创造新的契机 / 083

30. 胃癌分子预后标志有望成为新的胃癌预后预测因素 / 086

胃癌筛查是早期诊断与治疗的基础 / 091

31. 针对高危人群的筛查是行之有效的方法 / 091

32. 上消化道钡餐检查是筛查早期胃癌的传统方法 / 093

33. 血清胃蛋白酶原筛查胃癌的诊断价值得到广泛认可 / 098

34. 早期胃癌 "ABC" 筛查法 / 101

35. 胃泌素 17 检测可反映胃窦部黏膜萎缩情况 / 104

36. 胃黏膜 "血清学活检" 指标可综合评估胃癌 / 胃疾病发病风险 / 106

37. 肿瘤标志物联合检测可以提升早期胃癌诊断的敏感性和特异性 / 109

38. 胃癌 "液相活检" 的实用价值已初见端倪 / 112

39. 隐血珠法筛查早期胃癌是一项有益的探索 / 115

40. 胃镜检查成为最常用的早期胃癌筛查手段 / 117

胃镜检查是发现早期胃癌的关键 / 121

41. 重视胃镜检查前的准备工作 / 121

42. 规范胃镜检查过程及摄片流程 / 124

43. 普通白光内镜检查是发现早期胃癌的基础 / 126

44. 早期胃癌的内镜下分型及特征 / 130

45. 色素内镜可以提高病变的识别度和活检准确性 / 137

46. 电子染色内镜可实现黏膜浅表微血管形态的清晰观察 / 139

47. 放大内镜可观察胃小凹结构和微血管网形态特征的细微变化 / 141

48. 癌与非癌的放大内镜鉴别诊断体系：VS 分型体系 / 145

49. 早期胃癌浸润深度判断的技巧 / 147

50. 早期胃癌边界判断的技巧 / 149

51. 早期胃癌淋巴结转移评估缺乏有效方法 / 150

52. 提高胃黏膜活检精准度的原则和技巧 / 153

53. 加强与病理医师的沟通，提高诊断准确性 / 156

早期胃癌诊断面临的困难和问题 / 161

54. 我国早期胃癌检出率明显低于日本 / 161

55. 早期胃癌漏诊是世界性问题，但在我国尤为突出 / 163

56. 现有内镜诊断体系难以发现微小胃癌 / 166

57. 不典型病灶识别的难度不断增加 / 168

58. 活检的局限性是早期胃癌漏诊的主要原因 / 170

59. 未分化型早期胃癌的边界识别困难 / 172

60. 内镜超声判断早期胃癌病变深度的价值有限 / 173

分子影像学新技术与早期胃癌的诊断 / 177

61. 实现分子指纹检测的拉曼内镜有助于早期胃癌的精准定性

诊断 / 177

62. 高分辨率显微内镜是实现早期胃癌光学活检的新方法 / 178

63. 共聚焦激光显微内镜实现了形态学和组织病理学的同时诊断 / 181

64. 结合靶向荧光探针的共聚焦激光显微内镜可实现在体分子成像 / 183

65. 荧光分子成像有望成为早期胃癌特异性灵敏检测的新方法 / 184

66. 契伦科夫光学分子成像通过核素探针实现早期胃癌靶向成像 / 186

67. 基于超声微泡的超声分子成像为超声内镜检测早期胃癌提供了

新思路 / 187

68. 光相干断层成像实现了黏膜层全层即时病理成像 / 189

69. 光声分子成像是黏膜微血管成像的全新探索 / 191

早期胃癌的微创治疗 / 196

70. 早期胃癌内镜切除的相关术语 / 196

71. 病理分型标准和临床处理原则 / 198

72. 严格掌握内镜下切除治疗的适应证和禁忌证 / 200

73. 内镜下黏膜切除术的操作步骤和临床疗效 / 204

74. 内镜黏膜下剥离术的操作步骤和临床疗效 / 209

75. 内镜下黏膜切除标本的处理和流程 / 213

76. 早期胃癌内镜下切除术后用药原则 / 215

77. 早期胃癌内镜下切除术主要并发症及其处理 / 220

78. 早期胃癌内镜下切除术后复发处理及随访 / 224

79. 早期胃癌的腹腔镜下胃内手术 / 226

80. 早期胃癌的胃局部切除术 / 229

早期胃癌的预防 / 234

81. 胃癌的预防分为三级 / 234

82. 根除幽门螺杆菌可以降低胃癌发生风险 / 236

83. 根除幽门螺杆菌能否逆转胃黏膜萎缩和肠化生结论不一 / 239

84. 根除幽门螺杆菌预防胃癌存在的困惑 / 241

85. 首例抗幽门螺杆菌疫苗在我国研制成功 / 245

86. 国际上根除幽门螺杆菌预防胃癌的新观点 / 248

87. 争鸣：根除幽门螺杆菌现代抗生素疗法是否弊大于利还无

   定论 / 250

88. 医源性应激——夸大幽门螺杆菌感染风险与心身疾病 / 252

89. 环氧化酶 -2 抑制剂对胃癌具有一定的化学预防作用 / 255

90. 抗氧化物研究拓宽了胃癌化学预防的途径 / 257

出版者后记 / 263

胃癌的流行病学和病因学

1. 胃癌是最常见的恶性肿瘤之一

胃癌系起源于胃黏膜上皮的恶性肿瘤，其发病率居全球恶性肿瘤第 4 位，在恶性肿瘤死亡病因中高居第 2 位。据世界卫生组织国际肿瘤研究署（IARC）报告称，约 70% 的胃癌患者来自于发展中国家，男性胃癌病例数是女性的 2 倍。胃癌发病率最高的是亚洲东部、南美洲的安第斯地区和东欧等地区，而发病率最低的是北美和北欧。东南亚国家的日本、韩国和我国胃癌发病率属全球最高。胃癌发病率各国差异很大，高发病率地区（例如日本和韩国）的发病率是低发病率地区（例如北美洲）的 20 倍以上。同时胃癌的病死率和发病率的区域分布趋势相同，胃癌病死率东亚国家最高，男性为 24/10 万，女性为 9.8/10 万。北美胃癌病死率最低，男、女性分别为 2.8/10 万和 1.5/10 万。高病死率也出现在中欧、东欧、中美洲和南美洲等地区。

　　胃癌是危害我国人民健康的重大疾病之一。据《2011 中国肿瘤登记年报》报道，胃癌是我国最常见的消化道肿瘤之一，发病率约为 36.2/10 万，同期胃癌的病死率约为 25.9/10 万，位居恶性肿瘤病死率的第 3 位。我国幅员辽阔、人口众多，成人幽门螺杆菌（Helicobacter pylori，*H.pylori*）感染率高达 40% ～ 60%，属于胃癌高发国家。我国胃癌地区分布广泛，以西北地区和东南沿海较为集中，多地散在典型高发区，地区差异明显；男性发病率和病死率约为女性的 2 倍，农村较城市高出 60% ～ 70%，以40 ～ 60 岁多见，病死率随年龄增长而增加。我国每年胃癌新发和死亡病例均占全世界胃癌病例的 40%，降低我国胃癌的发病率和病死率是亟待解决的重大公共卫生问题。

　　胃癌的预后与诊治时机密切相关，进展期胃癌即使接受了以外科手术为主的综合治疗，五年生存率仍低于 30%，且生活质量低，为国家和家庭带来沉重的负担；而大部分早期胃癌在内镜下即可获得根治性治疗，五年生存率超过 90%，大大节约了医疗资源。目前我国早期胃癌的诊治率低于 10%，远低于日本（70%）和韩国（50%）。《中国癌症预防与控制规划纲要（2004—2010）》明确指出，将癌症的早期发现、早期诊断和早期治疗作为我国提高五年生存率及降低病死率的主要策略之一。

2. 胃癌的发病率和病死率呈现全球性下降趋势

世界各国有关胃癌发病率和病死率统计资料的完整程度差

别很大，北美、西欧、北欧、日本等发达国家与地区和我国香港地区登记制度较健全，自 20 世纪 50 年代起胃癌发病率和病死率就有了比较完整的统计资料。部分发展中国家最近二三十年才有相关数据资料，更有部分发展中国家至今仍没有相关资料可供参考。根据各国和世界卫生组织（WHO）现有的资料统计，胃癌的发病率和病死率长期高居榜首。胃癌发病率的高低与社会、经济状况相关，但与国家的经济发达程度无明显关系。

我国 20 世纪进行过两次死因抽样调查，分别于 1973—1975 年和 1990—1992 年两个阶段进行。20 世纪 70 年代的胃癌病死率约为 19.5/10 万，20 世纪 90 年代约为 25.2/10 万，其中男性增长 11.0%，女性增长 6.3%，胃癌病死率排在所有肿瘤首位。与世界各国比较，我国的胃癌病死率较高。我国胃癌病死率男性为欧美发达国家的 4.2 ~ 7.9 倍，女性为 3.8 ~ 8.0 倍。

过去的 30 ~ 60 年间，胃癌发病率出现全球性下降趋势，有的国家或地区下降幅度高达 50%。发达国家的胃癌发病率和病死率首先呈现稳定下降态势，发展中国家包括我国虽然降幅较小且出现下降的年代较晚，但下降趋势也是显而易见的。2002 年全球估算标化发病率男性为 22.0/10 万，女性为 10.3/10 万，低于 1985 年相关数据的 15%。但由于全球人口老龄化和癌肿发病率在老年人中随年龄增长呈梯度上升的缘故，胃癌的实际病例数日趋增加，从 1985 年的 80 万增加至 1990 年的 90 万，患者人数每年以 6% 的速度上升。在西半球，胃癌特定年龄的发病率降低趋势始于 20 世纪 30 年代，继而东半球也呈现这种趋势，发病率每年都以相对固定的百分数降低。2010 年世界卫生组织国际肿瘤研究署发布的资料显示，胃癌的发病率和病死率排名已经呈现明显的下降趋势。2008 年全球男性胃癌标化发病率为 9.7%，在各种肿瘤中排第 4 位，标化死亡率为 11.0%，在各种肿瘤中排第 3 位；女性胃癌标化发病率和标化死亡率分别为 5.8% 和 8.2%，在各种肿瘤中均排在第 5 位。

近 20 余年来，我国胃癌的发病率呈一定下降趋势，以远端胃癌为主，而近端贲门胃底癌并未下降，在部分食管癌高发区可见上升趋势的报道。20 世纪 70—90 年代，我国胃癌病死率一直稳居恶性肿瘤死因的第 1 位，因 21 世纪肺癌和肝癌发病率和病死率的快速上升，胃癌退居第 3 位，但绝对死亡率仍占世界同期胃癌死亡数的 40% 以上。

3. 近端胃癌和胃食管交界区腺癌明显增加

食管胃交界区是指食管远端和胃近端——贲门的交界处，是非常短的解剖区域。食管胃交界区腺癌是指横跨食管和胃交界的腺癌。流行病学资料显示，欧美发达国家在过去 30 年贲门部胃腺癌发病率升高 5 ～ 6 倍。1976 年以来，美国的贲门部胃腺癌的发生率以每年 4% ～ 10% 的速度递增，美国白人男性贲门部胃腺癌的发生率几乎与非贲门部位胃癌接近。1970 年以来，瑞典贲门部胃癌以每年 2.5% 的速度递增；西欧和澳大利亚的报道也显示贲门部胃癌发生率相对和绝对地增加，亚洲胃癌高发区之一的日本也有类似现象。据报道，美国和英国的胃贲门腺癌几乎占所有胃癌的一半，并且近端胃癌的增速高于其他类型癌症。

我国学者的研究也显示，食管胃交界区腺癌发病率明显升高，而相应胃远端癌明显下降。杨琴等对2002—2007年百色市胃癌住院患者的变化趋势进行分析，发现尽管胃癌好发部位以胃窦为主（40.4%），但随着年龄增长，胃癌发病部位有向上移动趋势。王喜等通过上海市恶性肿瘤登记报告系统对1973—2004年上海市区胃癌发病的时间趋势和特点分析，发现胃癌标化发病率呈现显著而持续的下降趋势，近端胃癌中男性明显高于女性。陈志峰等对1988—2007年磁县胃癌发病趋势分析，发现胃癌发病呈上升趋势，男女合计总体胃癌年度变化百分比（APC）为1.3%，贲门部胃癌发病上升最为明显，占胃癌发病总数的40.0%。赵晨燕等分析了1993—2006年河北省胃癌高发区的研究发现，贲门部胃癌在胃癌中所占的比例呈逐渐增高的趋势，其中在61～70岁年龄组比例最高，占71.6%。为了深入了解食管胃交界区腺癌的发病特点，陈志峰等对我国10个食管癌高发区的食管胃交界区腺癌地域发病特点进行深入分析，通过比较1977—1988年和1989—2000年两个时间段的内镜诊断结果，发现甘肃西北部贲门部胃癌检出率上升了29.9%，其中武威市贲门部胃癌占胃癌的45.8%；新疆维吾尔自治区贲门部胃癌占43.9%～45.3%。根据目前地域流行病学资料，我国传统食管癌高发区普遍还存在着贲门部胃癌的高发情况。

应该强调的是，这种近端胃癌发病增多的原因尚不十分清楚。但在进行不同时间阶段比较时，应注意我国在 20 世纪 80 年代以前，传统上将贲门癌归入食管癌的登记对发病率计算的影响。

（王伟岸　整理）

4. 胃癌患者呈现年轻化趋势

近 30 年来，世界范围内胃癌的发病率有所下降，但青年胃癌总体呈现发病率升高趋势。有研究发现 40 岁以下组胃癌发病率较低，但近些年呈成倍增长趋势；男性 45 岁组（56.8/10 万）、女性 40 岁组已超过各年龄组发病率的平均水平（53.5/10 万）。据中国抗癌协会报告，我国新发胃癌患者呈现年轻化趋势，胃癌患者中 30 岁以下年轻人的比例，已由 20 世纪 70 年代的 1.7% 增加到当前的 3.3%。李燕等对青年胃癌危险因素调查分析发现，食用熏烤油炸食物、熬夜、性急、焦虑与青年胃癌患者发病具有更显著的相关性。年龄是影响胃癌发生的重要因素之一，越来越多的研究显示青年胃癌有独特的临床特征、肿瘤生物学行为、预后表现。

青年胃癌临床上并不少见，尽管缺乏大样本的研究，但文献报道占胃癌总数的 2.7%～ 11.4%。荣光宏等对青海省 1979—2014 年胃镜检查发现的 7935 例胃癌进行分析，发现 35 岁以下青年胃癌 515 例，占 6.5%。

青年胃癌女性发病率高于男性。胃癌的性别分布一般男性多于女性，男女比例为（1.8 ～ 2.7）：1，而青年胃癌女性明显高于男性。荣光宏等报道男女比例 1：1.6，分别占同性别胃癌患者的 5.2%、10.9%。

进一步分析发现，青年胃癌患者中少数民族占胃癌比例为 7.2%，高于本地区汉族青年胃癌（6.2%），其中蒙古族 11.5%、土族 10.6%、藏族 8.5%、回族 6.3%、撒拉族 1.9%。

青年胃癌好发于胃窦部，随着年龄增长，胃癌发病部位渐向胃体、胃底及贲门部移动。荣光宏等发现青年胃癌胃窦部占 39.6%，明显高于 35 岁以上组（28.6%）。

青年胃癌恶性程度高，组织学类型以恶性度较高的低分化腺癌及黏液细胞癌为主。荣光宏等发现青年胃癌低分化腺癌所占比例青年组（84.7%）明显高于年龄大于 35 岁组（82.0%）。梁寒等报道低分化腺癌和未分化癌占 49.2%，黏液细胞癌占 22.6%。

青年胃癌临床晚期癌相对较多。荣光宏等报道青年胃癌 Borrmann 分型Ⅲ＋Ⅳ型比例为 84.2%，临床分期较晚。梁寒等发现青年胃癌以弥漫浸润型较常见，312 例青年胃癌中 Borrmann Ⅳ型占 36.9%。

青年胃癌临床表现缺乏特异性，缺乏胃癌报警症状。多数患者早期症状和体征隐匿。梁寒等发现这类患者首次就诊时诉上腹疼痛、饱胀、食欲缺乏、乏力、反酸、嗳气及恶心、呕吐等不典型表现，误诊率高达 30.9%。平均病程 9.6 个月，确诊后最长生存期仅 19 个月。

青年胃癌病程短，进展快，预后差；与癌组织分化程度低、临床分期晚有关。

（王伟岸　整理）

5. 人口学因素是胃癌的危险因素

胃癌的发生是多因素参与的复杂过程，其中人口学因素具有一定的特征性。

（1）胃癌与年龄：随着年龄增长，胃癌发病率和病死率也随之增加。我国 2003—2007 年全国 32 个市 / 县肿瘤登记数据显示，胃癌发病率随年龄增长而上升，40 岁以下组男、女性各年龄段胃癌发病率均低于 10.0/10 万；50～75 岁组男、女性均超过全人口平均水平；在 75～80 岁组增至最高，80 岁以后开始下降；50 岁以上发病者超过胃癌总数的 81.0% 以上。美国 2005—2009 年诊断的新发胃癌患者中，20～30 岁年龄段仅占 1%，75～84 岁年龄段的患者占 29%。胃癌病死率也随年龄增长而上升，在我国肿瘤登记地区 80 岁以上组达高峰，30 岁前胃癌死亡病例少见，45 岁以前胃癌年龄别病死率均低于 10.0/10 万。

（2）性别与胃癌：胃癌的男女性别发病率存在差异，男性发病率约为女性的 2 倍。世界各国胃癌发病率和病死率男性均高于女性，2008 年国际癌症研究机构（LARC）数据显示胃癌的男女比例为 1.8 ： 1，我国按累积发病率和病死率计算男性约为女性的 2 倍。40 岁以下人群的胃癌发病率较低，男女性无明显差异；40 岁以上人群的胃癌发病率明显上升，且男性逐渐高于女性。男性腺癌和管状腺癌的比例高于女性，而女性印戒细胞癌的比例高于男性。肠型胃癌仍占主导地位且男性多于女性，而女性弥漫型胃癌的比例高于男性。发病部位以胃窦部最为常见，远端胃癌中女性的比例高于男性，而近端胃癌中男性明显高于女性。值得注意的是，多数研究都发现＜ 40 岁的低年龄组患者中女性胃癌发病率却超过男性，男性 40 岁以上胃癌年龄别发病率均高于女性，50 岁以上男性胃癌年龄别发病率均高于同龄女性 2 倍以上。男、女性胃癌年龄别病死率均随年龄增长而上升，在 80 岁以上组达到高峰；男性 50 岁以上组胃癌年龄别病死率均为女性的 2 倍以上。

（3）地域与胃癌：胃癌存在明显的地域差异，我国这种地域性差异非常显著，高危地区主要是在中西部农村地区，包括甘肃、河南、河北、山西、山东和陕西等地。2003—2007 年全国 32 个市／县肿瘤登记数据显示，胃癌世界标化发病率农村男性和女性分别是城市男性和女性的 2.9 倍和 2.5 倍；新发癌症病例中农村男、女性胃癌分别占 26.1% 和 18.8%，城市则分别占 11.7% 和 6.9%。农村胃癌病死率高于城市，农村男性胃癌世界标化死亡率是城市男性的 3.0 倍，农村女性是城市女性的 2.9 倍。在 32 个肿瘤登记地区中，胃癌世界标化发病率最高的 3 个地区分别是涉县、扬中市和阳城县，最低的 3 个地区分别是四会市、中山市和北京市，最高与最低相差 17.1 倍。胃癌世界标化死亡率最高的 3 个地区分别是涉县、扬中市和盐亭县，最低的 3 个地区分别是四会市、中山市和广州市，最高与最低相差 21.5 倍。同样，这种地域性差异在国外也很明显，日本胃癌发病率最高，发病率（男性 77.9/10 万，女性 33.3/10 万）是美国白人的 10 倍。韩国、智利、冰岛，东欧和拉丁美洲也是胃癌高发地区。

（4）种族与胃癌：胃癌的发病存在明显的种族差异，美国的研究显示，1976—1987 年白人男性中贲门部胃腺癌发病率每年增加约 4.3%，女性为 4.1%，而黑人男性和女性分别为 3.6% 和 5.6%。此外，白人贲门癌的患病风险约为其他人种的 2 倍，而患非贲门胃癌的风险则减少 50.0%。总体来说，白人的胃癌患病率显著低于其他人种。陈明星等对伊犁地区 5 个民族 12 年间的胃癌病例分析发现，汉族的胃癌检出率明显低于哈萨克族、维吾尔族、蒙古族和回族。

（5）社会经济地位与胃癌：大量流行病学研究表明，社会经济落后地区胃癌的发病率高。全球 70% 的胃癌患者生活在发展中国家，这些地区卫生条件差、*H.pylori* 感染率高，吸烟、酗酒者多，新鲜蔬菜、水果摄入量低，由于经济条件差，冰箱的普及率低，导致腌制、熏制食品大量食用，增加了胃癌的患病风险。即使在发达国家，社会经济地位不同的人群中胃癌发病率也存在差异，在西班牙，最贫穷男性人群中胃癌的患病率升高约 2 倍。

日本的调查研究表明，失业者和手工业者患胃癌的风险较职业白领人群高 1.7 倍。综合世界各地 36 项研究结果表明，社会经济地位与胃癌的发生率密切相关，社会经济地位低下人群（受教育水平低、职业环境差）胃癌的患病风险升高 2.6 倍。也有报道，体重指数（BMI）$\geqslant$ 25kg/m^2 肥胖症患者胃癌风险增高，胃癌风险与较高的 BMI 呈正相关。

另外，职业暴露也是胃癌的危险因素。在煤矿、锡矿、金属（钢、铜）和橡胶工业的工人处于胃癌发病的风险之中。远端胃癌更常见于生活在社会经济地位较低的患者，而近端胃癌更多见于社会经济地位高的患者。

（王伟岸 整理）

6. 高盐饮食及不良饮食习惯与胃癌发生密切相关

生活饮食习惯是胃癌的一个重要危险因素。世界癌症研究基金会 / 美国癌症研究院明确指出，不良饮食习惯增加胃癌发生的风险，而健康饮食习惯是胃癌一级预防的重要方面。

高盐饮食以剂量依赖性方式促进胃癌的发生。流行病学和实验证据均支持食盐摄入量和胃癌风险之间的关系。高盐和盐渍食品是胃癌发病的危险因素，相对危险度（relative risk，*RR*）为 1.4 ~ 6.2。高盐饮食不仅可直接损伤胃黏膜，增加机体对致癌物的易感性，而且高盐食物中含大量硝酸盐，在胃内被还原并与食物中的胺结合后形成致癌性 N- 亚硝基化合物如亚硝酸胺等。一项 24 个国家 39 组人群生态学研究发现，胃癌病死率与钠和硝酸盐均有显著相关，但与钠的关系更强。胃癌高发区安徽省庐江县的研究显示，农村常见的盐渍臭萝卜、肉类腌制品与胃癌的发病呈正相关。韩国大规模队列研究显示，喜欢咸食的人胃癌风险较高，同时高盐饮食可以增加 H.pylori 定植和毒力，加重 H.pylori 诱发的炎症，甚至通过增强 H.pylori 的细胞毒相关基因（CagA）表达而提高其促发胃癌的能力。随食盐摄入量增加胃癌发生的风险增高。日本、芬兰以及多数东欧国家居民每天摄入食盐量超过 15g，胃癌发病率高；而美国、新西兰等国家的居民食盐量仅为 10g，胃癌发病率低。日本一项前瞻性随访研究发现，每日摄入食盐超过 10g 明显增加胃癌发病率，并且 H.pylori 相关萎缩性胃炎与胃癌相关性更为明显。Joossens 等发现食盐摄入量与胃癌病死率之间关系极为密切。因此，2013 WHO 指南建议成年人每日食盐摄取量应低于 5g，即钠元素摄取量应低于 2000mg，而钾元素摄取量应至少 3510mg。

不良饮食习惯会导致胃黏膜反复损伤修复，降低胃黏膜的保护作用，长期作用可引发胃黏膜癌变。周晓彬等收集国内 1989—2005 年公开发表的有关胃癌危险因素的研究文献，对国人生活习惯与胃癌发病关系进行荟萃分析，发现在中国人群的生活习惯因素中，胃癌比数比（odds ratio，OR）合并值大于 1 的危险饮食包括不吃早餐 3.1，饮食不规律 2.6，吃饭速度快 2.6，暴饮暴食 2.1，吃剩饭菜 1.4。腌熏、煎烤、油炸食品含有较多的多环芳烃、N- 亚硝基化合物等致癌物，或在食物制作过程中破坏维生素，与胃癌关系密切。应敏刚等发现福建省胃癌高发区食用油炸食品（33.3%）和煎炸食品（36.2%）的频率明显高于低发区（分别为 23.7 % 和 26.1%）。鲍萍萍等对上海市 1999 年新发胃癌患者的对照研究也发现热烫饮食、油炸面食等可增加患胃癌的危险性。

进食霉变食品和腌制酸菜、营养失衡、微量元素缺乏均可增加患胃癌的风险。罗好曾等从胃癌高发区武威市居民膳食中检出 8 种亚硝胺，11 种致促癌真菌，发现武威市居民膳食中存在致癌真菌和挥发性 N- 亚硝基化合物等多种强致癌物。

研究发现，长期进食红肉及加工肉类亦可增加胃癌的风险，尤其是非贲门胃癌。红肉通过一氧化氮和血红蛋白及肌红蛋白之间的直接反应促进 N- 亚硝基化合物的形成，红肉还含有铁，可导致自由基的产生；许多加工肉类含有高浓度的盐和亚硝酸盐，这些都是潜在的致癌原。Zhao 等对 2016 年 10 月以前发表的有关红肉和加工肉类与胃癌风险之间关系的 42 篇病例对照研究和队列研究的文献进行系统综述和荟萃分析，发现病例对照研究胃癌总体 RR 红肉为 1.7，加工肉类为 1.8；但队列研究显示红肉和加工肉类与胃癌发生的风险关系不大。

咖啡与胃癌发生风险之间的关系尚不确定。一些观察性研究认为饮用咖啡有增加胃癌患病的风险。Li 等发现，与最低的咖啡消费量相比，大量饮用咖啡的胃癌合并 RR 为 1.13；剂量反应分析表明每天饮用 3 杯咖啡的胃癌 RR 为 1.03。分组分析表明美国人咖啡最大饮用量与最低饮用量相比的合并 *RR* 为 1.36。此外，对较大量饮用咖啡者随访 10 年，发现胃癌风险增加 25%。也有学者认为，饮用咖啡与总体胃癌风险无关，但饮用咖啡可能是胃贲门癌的危险因素。

（王伟岸　整理）

7. 吸烟与胃癌发生风险呈剂量依赖关系

吸烟是胃癌发病的重要环境危险因素之一，是可预防的危险因素。

（1）吸烟是胃癌发病的重要危险因素：杨家红等对晒烟产区四川什邡市某农村社区 35 岁以上的所有农民 30 525 人进行 10 年前瞻性队列研究，发现累计吸晒烟量为 360g、540g 以上时，其调整后发生胃癌的相对危险度（*RR*）分别为 3.1 和 2.7；吸烟史 30 年以上的 *RR* 分别为 1.8，因此认为吸晒烟是该地农村社区人群胃癌发生的重要危险因素。Lai 等对 2003—2011 年越南河内市医院新诊断的 454 例胃癌患者进行对照研究，发现与从不吸烟者相比，目前吸水烟者胃癌风险显著升高。Jayalekshmi 等对印度南部男性人群吸印度产雪茄烟与胃癌风险进行研究，发现与从不吸烟者相比，目前吸烟者胃癌发生的 *RR* 为 1.6。在现时吸烟者中，胃癌风险随每天吸烟支数的增加而增加，超过每天 20 支吸烟者 *OR* 最高达 1.3，Sjodahl 等发现每天吸烟＞ 20 支者发生贲门癌的概率增加 5 倍，并且有研究发现每天吸烟量与胃癌风险增加呈线性相关。

（2）烟龄与胃癌风险：研究表明吸烟对胃癌的风险是长期累积的结果，即使戒烟患胃癌的风险仍较高。Kim 等对韩国 1993—2002 年胃癌进行回顾性分析，发现 20 ~ 39 年烟龄的人患胃癌的风险是不吸烟者的 2.1 倍，而烟龄 40 年以上者风险增加 3.1 倍。Lai 等对 2003—2011 年越南河内市医院新诊断的 454 例胃癌患者进行对照研究也发现，烟龄较长和每天吸烟次数较高者胃癌风险升高；25 岁前开始吸烟者的胃癌风险显著升高。Jayalekshmi 等对印度南部男性人群的研究也发现，胃癌风险与每天吸雪茄烟的数量和烟龄密切相关；年轻时开始吸雪茄烟者胃癌风险增加；与终生不吸烟者相比，18 岁前和 18 ~ 22 岁开始吸雪茄烟的 *RR* 分别为 2.0 和 1.8，胃癌风险随着吸雪茄烟的累积数量而增加。魏跃红等对安徽省庐江县 2003 年 8 月—2004 年 8 月 303 例胃癌新发病例进行配对对照研究发现，随着吸烟年数延长、每天吸烟量增大及吸烟包年数增多，胃癌的 *OR* 值呈上升趋势。吸烟年限 > 30 年、每天吸烟量 > 20 支和综合指标吸烟包年数 > 20 者均显示出与胃癌有较强的正关联，其调整后的 *OR* 值分别是 4.5、5.7 和 7.3。

（3）戒烟与胃癌风险：随着戒烟时间的延长，发生胃癌的风险明显降低。Praud 等发现戒烟时间越长胃癌风险降低越大，戒烟 10 年以上者其患胃癌风险接近于从不吸烟者。EPIC 研究发现 11.4 年随访人群中不吸烟或戒烟 10 年以上与胃癌发生风险明显降低。但 Koizumi 等对戒烟者随访 14 年，尚未发现胃癌风险明显降低。

（4）吸烟者性别对胃癌的影响：吸烟者性别对胃癌风险的影响尚无定论。日本学者发现女性吸烟与胃癌风险的关系弱于男性，而 Lindblad 等发现吸烟尤其女性吸烟者患癌的风险增加。鲍萍萍等对 1999 年上海市区 311 例新发胃癌病例的对照研究显示，吸烟与男性胃癌发生有关，调整后 *OR* 为 1.7，未发现女性吸烟与胃癌发生有显著性联系。

（5）吸烟与胃部病变：Nakamura 等发现吸烟与严重萎缩性胃炎和肠化生关系密切，认为吸烟在萎缩性胃炎和肠化生的发生中可能起作用。Sung 等发现吸烟引起胃近端癌的风险远高于胃其他部位。Praud 等也发现吸烟者贲门癌的风险稍高于非贲门胃癌。Zendehdel 等对斯堪的纳维亚人的研究进一步说明吸烟对各个部位的胃癌都有影响，只是程度不同而已，与不吸烟者相比，吸烟者患贲门癌的 *RR* 为 2.1，非贲门胃癌为 1.3。

（6）吸烟与 *H.pylori*：大量流行病学研究表明吸烟对 *H.pylori* 感染的致癌作用有协同作用。Shikata 等发现吸烟和 *H.pylori* 感染共存使胃癌风险增加 11.4 倍，并且吸烟增加 *H.pylori* 在胃黏膜定植的可能性，并增加 *H.pylori* 的毒力。并且越来越多的研究显示吸烟增加 *H.pylori* 根除失败率。

总之，大量的流行病学证据显示吸烟为胃癌发生的重要环境因素，因此戒烟是胃癌预防策略的关键。

（王伟岸　整理）

8. 饮酒与胃癌风险相关性意见不一

酒精可损伤胃黏膜，但对胃癌的影响尚无定论，并且与酒的类别、饮用量及时长相关。饮酒与胃癌风险相关性意见不一。

近年来，越来越多的研究发现不同的饮酒类型与胃癌的联系强度不同，一般认为饮烈性酒的危险性高于饮低度酒。周晓彬等通过对中国人群生活习惯与胃癌发病关系的荟萃分析发现，饮酒者胃癌的比数比（OR）为 1.8（1.4～2.5），认为饮酒是中国人群胃癌发生的危险因素。胡锦富等研究发现绿色蔬菜摄入较少、饮酒和吸烟三因素构成黑龙江地区胃癌的主要危险因素。吴胜其等研究表明，饮酒也是山西地区胃癌危险因素之一，胃癌的 OR 为 2.9，并且进一步分析发现饮酒对胃癌发生有直接作用，且存在剂量效应关系。Everatt 等报道长期大量饮酒是胃癌发生的危险因素，在一项 7150 人的队列研究中，经过 30 年的观察，每天饮酒超过 0.5L 的人患胃癌风险增加 2.9 倍，且与肠型非贲门胃癌的关系更加密切，而少量饮酒（< 60g/d）与胃癌的发生无明显关联。据报道，胃癌的发生还与酒的种类及酿造工艺有关，例如啤酒和伏特加与胃癌的发生无明显关联。研究发现，乙醛脱氢酶2 基因多态性在酒精与胃癌的关系中扮演重要角色，酗酒者中乙醛脱氢酶 2*1/*2 杂合子基因型胃癌患病风险较乙醛脱氢酶 2*1/*1 纯合子基因型增加 4 倍，而乙醛脱氢酶 2*2 等位基因翻译出的蛋白亚单位不具备乙醛代谢能力，导致饮酒后乙醛在胃肠道

和血液中积聚，乙醛损伤胃黏膜上皮细胞产生慢性炎症及随后多种细胞因子损伤胃黏膜屏障增加亚硝基化合物的吸收可能与胃癌的发生有关。

但也不少研究不支持饮酒是胃癌发生的危险因素。Franceschis 等研究认为饮酒不增加胃癌发生的风险。饮酒对吸烟所致胃癌风险的影响也无定论，鲍萍萍等对 1999 年上海市区新发胃癌病例的研究发现，饮酒与胃癌无密切关系，但重度饮酒可能与女性胃癌发生有关，男性饮酒与吸烟不同剂量之间有交互作用存在，即饮酒增加男性吸烟者患癌的危险。因此认为虽然饮酒不是胃癌的独立危险因素，但饮酒增加吸烟者患胃癌的风险，两者有协同作用。魏跃红等对安徽省庐江县 303 例胃癌新发病例进行配对对照研究未发现饮酒与胃癌有统计学关联，调整混杂因素后也未发现饮酒与吸烟之间有交互作用。因此认为单独饮酒与胃癌发生无明显关系，饮酒并不增加吸烟者患胃癌的风险，两者无协同作用。

（王伟岸　整理）

9. 幽门螺杆菌是胃癌的Ⅰ类致癌因子

在所有可能的环境因素中，*H.pylori* 一直被认为是胃癌的主要病原学因素。

1998 年，日本学者 Watanabe 等首先报道 *H.pylori* 长期感染蒙古沙土鼠能成功诱导出胃腺癌，这是 *H.pylori* 感染可诱发胃癌的直接证据。在 *H.pylori* 持续感染的蒙古沙土鼠模型中，国内外学者先后观察到重度活动性胃炎、胃溃疡、肠化生等癌前状态，日本学者观察至 62 周时发现 37% 的感染动物发生胃腺癌。

Malfertheiner 等的前瞻性流行病学调查显示，*H.pylori* 感染使胃癌发生的风险至少增加了 6 倍。国外一项包含 12 个前瞻性、巢式病例对照研究（1228 例胃癌患者）的荟萃分析结果显示，*H.pylori* 感染对非贲门胃癌的 *RR* 为 5.9。Hsu 等通过一项大样本、前瞻性队列研究（中位随访期 6.3 年）发现，618 例 *H.pylori* 感染者中 7 例（1.1%）发生胃癌，而 607 例非 *H.pylori* 感染者均未发生胃癌。Parki 等研究发现，如果没有 *H.pylori* 感染，75% 的胃癌将不会发生。Uemura 等对 1526 例胃十二指肠病变患者进行前瞻性研究，平均随访 7.8 年，1246 例 *H.pylori* 阳性者中 36 例（2.9%）发生胃癌，而 280 例 *H.pylori* 阴性者中无一例出现恶变。

胃癌高发区干预研究证实，根除 *H.pylori* 可消除或降低胃癌发生风险。马峻岭等对山东临朐自然人群（2469 例）进行的 10 年随访研究结果显示，*H.pylori* 感染阳性者发生胃癌的危险性显著高于 *H.pylori* 阴性者（*OR*=1.871，95% *CI*：1.012～3.459）。Wong 等在中国胃癌高发区福建也进行了一项人群干预试验（1630 例），随访 7.5 年后，接受 *H.pylori* 根除治疗和接受安慰剂治疗者，胃癌的人群发病率相似；但在无癌前病变的 *H.pylori* 携带者中，与未根除者相比，根除 *H.pylori* 能明显降低胃癌的发生。因此认为在无癌前病变的 *H.pylori* 携带者中，根除 *H.pylori* 能明显降低胃癌的发生。

最新的京都全球共识提出，根除 *H.pylori* 能降低胃癌风险，效果取决于根除时萎缩性病变存在与否、其严重程度和范围。根除 *H.pylori* 预防胃癌的效果与根除时是否存在癌前病变有关。非萎缩性胃炎患者可获得近乎完全的预防效果，胃黏膜已发生癌前病变者其胃癌风险提高，而根除 *H.pylori* 能在一定程度上降低此风险。对于癌症死亡风险较高的人群，如早期胃癌患者，根除 *H.pylori* 也将获益。

H.pylori 感染是人类最常见的慢性感染之一，流行病学调查资料显示，*H.pylori* 感染可增加胃癌发病率 4～6 倍，且在 Correa 提出的从正常胃黏膜-非萎缩性胃炎-萎缩性胃炎-肠上皮化生-异型增生-肠型胃癌多阶段发生模式中起作用，1994 年 IARC 将 *H.pylori* 列为人类胃癌的 I 类致癌原。此后有更多的证据支持这一观点。这些证据包括单独 *H.pylori* 感染蒙古沙鼠可以诱发胃癌；高危人群中根除 *H.pylori* 可降低胃癌的发生率；胃癌患者中 *H.pylori* 阴性者仅占约 0.7%，且 *H.pylori* 阴性者多为弥漫型胃癌。这些证据充分证明了 *H.pylori* 感染在胃癌发生中起重要作用，被认为是肠型胃癌发生的先决条件。

（王伟岸　整理）

10. EB 病毒与胃癌发生的关系已得到广泛关注

包括胃癌在内的许多人类肿瘤的发生都与传染性病原体有关。目前认为，*H.pylori* 和 EB 病毒（EBV）是胃癌的致瘤性微生物。同其他致瘤性微生物一样，*H.pylori* 和 EB 病毒通过未知的机制，使大规模的健康或病原体携带群体中的少数人患上恶性肿瘤。

EBV 是最早发现的人类肿瘤相关病毒。1964 年，Epstein 和 Barr 从非洲儿童伯基特淋巴瘤培养细胞中发现 EBV。EBV 属于人类疱疹病毒 4 型，即 γ- 型疱疹病毒，特异性人类嗜淋巴细胞性病毒。人类通常在婴幼儿时期就已感染了 EBV，95% 的健康人终身携带 EBV。EBV 感染与多种人类恶性肿瘤如伯基特淋巴瘤、鼻咽癌、传染性单核细胞增多症、霍奇金病以及部分淋巴瘤密切相关，近年来发现与部分胃癌的发生相关。EBV 相关性胃癌（epstein-barr virus associated gastric carcinoma，EBVaGC）是 EBV 感染胃黏膜上皮细胞呈单克隆生长，并且表达 EBV 潜伏基因的一组胃癌。EBVaGC 与 EBV 阴性胃癌（EBV negative gastric carcinoma，EBVnGC）在统计学、临床和病理特征上都有所区别。

EBVaGC 在世界各地均有分布，全球近 10% 的胃癌与 EBV 感染有关，但各国或地区之间又有明显的差异性。EBVaGC 在全球的发病率约为 8.7%，区域之间差异无统计学意义（美国为 9.9%，亚洲为 8.3%，欧洲为 9.2%）。每年 EBVaGC 发病人数估计超过 8000 例。EBVaGC 好发于青年男性，男性胃癌患者中 EBV 的检出率为 11.1%，女性为 5.2%。有研究评估了吸烟和饮酒与 EBV 的相互作用，发现吸烟与 EBVaGC 的关联更大，而饮酒在 EBVaGC 和 EBVnGC 两者间差异无统计学意义。还有研究发现，有恶性贫血的胃癌患者更容易发生 EBVaGC。

EBV 感染途径至今尚未完全明确。EBV 感染靶细胞主要有潜伏感染、裂解性感染和缺损性感染 3 种形式，以幼儿期潜伏感染方式最为常见，＞ 95% 的人 EBV 呈终身潜伏感染。EBV 通过直接或间接的方式感染宿主的胃上皮细胞，主要感染 B 淋巴细胞，然后介导上皮细胞感染。B 淋巴细胞表面表达丰富的 EBV 受体 D21 分子，能与 EBV 表面的包膜糖蛋白 gp350/220 结合，通过受体介导的细胞内吞噬作用进入 B 淋巴细胞，随后病毒的外膜与细胞质小泡发生融合，将病毒衣壳释放到细胞质内，后被输送到细胞核，随着病毒基因组的环化而形成游离体。因此 EBV 感染与多种淋巴细胞系统恶性肿瘤的发生密切相关，通过直接的细胞接触，EBV 感染的 B 淋巴细胞可能随后感染上皮细胞。

目前，EBV 检测方法包括直接检测 EBV 基因组或其表达产物和 EBV 血清学检查两大类。EBV 感染后，在宿主中持续表达一组基因产物，包括 6 种 EBV 核心抗体（EBV nuclear antigens，EBNA1，2，3A，3B，3C 和 LP），3 种 EBV 潜伏膜蛋白（EBV Latent membrane protein，LMP1，2A，和 2B），2 种 EBV 编码的小 RNA（EBER1，2）。EBNA1 是唯一的病毒蛋白，

持续表达在所有 EBV 相关的恶性肿瘤组织中，EBNA1 对 EBV 基因在潜伏感染细胞中的复制和持续存在发挥着重要作用。研究表明，EBNA3A 亚型的分布在 EBVaGC、鼻咽癌患者和健康志愿者之间差异显著；EBVaGC 细胞中的 EBNA1 能降低 p53 蛋白水平抑制其功能，有利于宿主细胞的存活、生长和转化。还有研究发现，EBV 潜伏膜蛋白 LMP 是病毒潜伏感染增殖转化 B 淋巴细胞时出现的膜抗原，LMP1 具有多种生物学活性，是诱导 B 淋巴细胞转化的主要因子，也是目前已经证实的 EBV 恶性转化基因和致癌基因。LMP2A 不仅通过 NF-κB 通路下调细胞 *Survivin* 基因来抑制细胞凋亡，还诱导磷酸化信号转导和转录激活因子 3（STAT3），导致了感染 EBV 的胃癌细胞 DNA 甲基转移酶 DNMT1 和 DNMT3b 上调。EBV 的感染引起上皮细胞表达 latency Ⅰa 或 latency Ⅰb，同时也上调 EBNA1、EBER、LMP2A 和 BART 的表达，改变 DNMTs 和 microRNAs 的表达。总之，异常的细胞内信号导致细胞癌变和肿瘤的发展。

11. 胃癌患者的家族聚集性现象

绝大多数胃癌为散发病例，10% ~ 20% 表现有地区或家族聚集性。这种聚集性的原因可能是多样的，如人群遗传易感性的差异，不同地区环境危险因素的暴露种类和暴露度不一致，易感基因多态性与环境因素间的交互作用等。研究发现，真正的遗传性胃癌仅占胃癌的 1% ~ 3%，说明环境暴露因素的差异可能是一个重要原因。

胃癌的发生存在地区聚集性现象。王建明等对扬中市上消化道癌地区聚集性研究发现，胃癌高发区扬中市内部还呈现明显的地区聚集性。米登海等对武威市胃癌的研究发现，胃癌发生存在以村为单位的地区聚集性，胃癌的分离比为 0.0774。上述结果表明遗传因素在以村为单位的地区性、家族性胃癌的发生中起了重要作用。

胃癌的发生存在家族聚集现象。1913 年美国病理学教授Warthin 第一次描述了胃癌的家族聚集现象，但有关遗传性胃癌的临床特征知之甚少。韩国国立癌症研究中心报道，父母一方 50 岁前发生胃癌的患者比无家族史者胃癌早发约 10 年；父亲患胃癌的患者胃癌的早期诊断更多见；父母一方患胃癌的患者胃癌诊断平均年龄为（54.4±10.4）岁，明显早于无家族史者（58.1±12.0）岁，母亲或同胞患病的患者则无类似表现。Videback 等随访 302 例胃癌患者的家属，发现胃癌发病率是无家族史患者的 4 倍。针对我国江苏金坛、泰兴以及辽宁大连等地胃癌遗传因素的调查发现，胃癌具有家族聚集性特征。罗好曾等对武威市胃癌家族聚集性现象进行了研究，发现武威市 44 个家族中的胃癌分布超过了二项分布的概率范围，一个家系内有 2 例或 2 例以上胃癌患者，以近期发病者为先证者，并由此确定核心家系；胃癌在一级亲属中的发病率高达 32%，具有明显的家族聚集现象。米登海等发现武威市有家族史的胃癌患者为 20.3%，胃癌一级亲属的遗传度为

22.9%，二级亲属遗传度为 20.1%，并且一级亲属先证者胃癌的现患率为对照组的 1.91 倍，认为遗传所起的作用占 1/4 ~ 1/3。覃玉等对江苏金坛市和淮安市的 182 个胃癌现症患者的家系患病情况调查发现，病例组一级亲属患病率为对照组的 2.27 倍，呈现明显的家族聚集现象。吴建中、沈靖等分别在泰兴市胃癌的分离比、遗传度评估及胃癌双 Y 核心家系遗传流行病学研究中，发现胃癌一级亲属的遗传度均大于 20.0%，表明遗传因素在胃癌病因学上的意义极为重要。研究显示，家族史使胃癌风险增加 2 ~ 3 倍，总的危险比 1.5 ~ 3.5。欧洲的研究发现，有家族史者发生胃癌的相对风险为 1.8 ~ 3.5。

胃癌是"家族性"而不是"遗传性胃癌综合征"尚缺乏共识。虽然患胃癌一级亲属是胃癌发病的重要危险因素，但不清楚患病亲属或家属数量的具体影响。一般认为随着患病亲属数量增多，胃癌风险增加。单个一级亲属患癌者胃癌风险较高，2 例或更多一级亲属患癌者风险进一步增加。此外，与父母一方患癌者相比，同胞患癌者与胃癌易感性增加的关系更为密切。母亲患病者胃癌校正风险高于父亲患病者，父母双方患胃癌或 2 个或更多同胞患胃癌者风险进一步增加。同胞患胃癌者风险也显著增加，但风险小于父母一方患病者。母亲患病者胃癌风险高于父亲患病者，母系胃癌病史者比父亲、同胞或后代患病者有更多的患病亲属，其中的原因尚不清楚，可能是母系饮食强烈影响后代的饮食偏爱和营养状况，导致母系家族性模式的出现。而且，也有母亲和子女间频繁而亲密的接触增加 *H. pylori* 感染的可能性。

一些早发胃癌病例属于遗传性胃癌综合征，约 10% 的患者有家族史。作为一种独立的疾病，定义为胃癌在 ≤ 45 岁发生，特征为年轻患者，以女性为主，多为弥漫型癌，预后不良。

（王伟岸　整理）

12. 地质、饮用水等环境因素影响胃癌的发生与预后

大量的流行病学研究发现，胃癌分布与地质形成及土壤构成的分布具有某种巧合。荷兰、北威尔士、英格兰等国的胃癌与泥炭土壤有关，日本胃癌与酸性土壤有关，日本、智利、哥斯达黎加与冰岛这四个胃癌高发国均与火山有机物土壤有关。杨奎元等的系列研究表明，我国胃癌死亡高发的地区分布在大面积出露的第三系地质以及第三系地层冲积平原区，各省第三系地层出露面积的百分比与胃癌病死率呈正相关。此外，冲积平原土壤中第三系地层物质的含量与男性胃癌病死率有显著相关性。与胃癌高发相关的致癌物可能存在于出露的第三系地层或来源于这一地区的沉积物之中。

越来越多的研究进一步分析了地质环境中影响胃癌发生的因素。刘延芳（1993 年）测定了江西省 30 个县、市土壤中 6 种元素含量，发现砷、锡与胃癌呈显著负相关；曾昭华（2002 年）利用江西省 91 个县、市土壤 18 种元素含量和各类癌症病死率资

料，胃癌病死率随土壤中钴、铜、钛、铬、镍、硼、钒、铁含量增高而上升，随锡、铅、铍、氟含量增高而下降，有较明显的剂量-效应关系，与铍和氟的关系更为明显；我国江西省 85 个县、市的调查显示，土壤中钼含量与胃癌病死率呈负相关，胃癌患者钼含量低于健康对照组，血清钼也低于对照组。陈伯扬从福建省胃癌高发区（长乐市）、低发区（福安市）的土壤、水体及人体血清、头发、尿液采集的材料入手，分析了砷元素与恶性肿瘤的关系。结果表明，胃癌低发区土壤、饮用水和人头发中的砷含量反比高发区高。胃癌高发区江苏扬中市的研究发现，癌症病死率的不同地理分布与当地居民血硒水平呈负相关，食管癌、胃癌患者、高癌家庭成员血硒水平尤为低下。随后开展的一项加硒食盐干预研究显示，硒盐区恶性肿瘤病死率下降明显，与对照区相比有显著意义。山东磁县开展的一项包括 2526 名干预对象和 2507 名对照的双盲试验中，干预组每日口服 200mg 大蒜素和 100mg 硒，每年服用 1 个月，干预试验结束后的前五年随访发现，服用大剂量大蒜素和微量硒者患胃癌的危险性降低，相对危险度 $RR=0.48$，其中男性组 $RR=0.36$，女性组则未能观察到保护性作用。

水与人体健康的关系十分密切，饮水中有机物与肿瘤的关系日益引起重视。全世界自来水中已经发现 2221 种有机物，其中 765 种存在于饮水中，有 20 种为确认致癌物、23 种可疑致癌物、18 种促癌物和 56 种致突变物。张秀兰等发现河北省赞皇县胃癌高发区居民多饮河水等浅表水源，而且多习惯于饮用未经煮沸处理的水，高发区居民饮水水源中可检出苯并芘、亚硝胺、黄曲霉毒素 C_1、黄曲霉毒素 G_1 等致癌物质的污染。高玉敏等通过我国 1994—2003 年关于饮食因素与胃癌关系的 30 篇研究文献的荟萃分析发现，饮用水不洁是胃癌发生的重要危险因素，*OR* 为 2.4（1.8 ～ 3.2）。胃癌高发区泰兴市的生活饮用水水源主要是浅井水和河塘水，黄玲等发现该地井水超标率明显高于自来水，超标率最高的项目依次是亚硝酸盐、氯、氨氮、砷、总铁和总硬度。陈艳等发现太湖地区城市饮用水微囊藻毒素暴露等级与男性胃癌的直接和间接标化死亡率呈现正相关。福建长乐地区开展的前瞻性研究发现饮用河水、浅井水、自来水者胃癌病死率分别为 86.0/10 万、62.0/10 万和 29.8/10 万，若原来饮用河水和浅井水的居民改用自来水，胃癌病死率预计可分别下降 59.0% 和 57.0%。河南省济源市和洛阳市吉利区改良饮水现场实验的流行病学研究表明，水是这一地质致促癌物进入机体的主要媒介，改良水源 5 年后男性胃癌下降了 38.5%，10 年后下降了 60.8%；女性的发病率则分别下降了 44.4% 和 67.6%，这表明第三系地质水系区改良饮用水源，完全可以迅速、大幅度地降低胃癌发病率。

（王伟岸　整理）

13. 报警症状对胃癌的预测作用尚有争议

越来越多的研究表明报警症状在胃癌，尤其是早期胃癌诊断中的价值有限。

所谓报警症状，是指消化不良患者出现体重减轻、吞咽困难、厌食、反复性呕吐、呕血和贫血等提示器质性疾病的症状和体征，有些学者将年龄阈值也作为恶性肿瘤的报警指标。

Meineche-Schmidt 等对大样本的初级保健单位的消化不良患者进行研究发现，多数胃癌/食管癌的患者无任何报警症状；而 Lieberman 对内镜检查报告的大数据库资料进行分析发现，只有 56.0% 的胃癌/食管癌患者有报警症状。张延祯等对胃镜检查胃癌漏诊的原因分析发现，无报警症状是重要因素。我国香港学者 Sung 等对 2627 例消化不良患者前瞻性评估"检测和治疗"策略的安全性，发现 1017 例年龄 < 45 岁并且无报警症状的患者中检出胃癌 1 例、食管癌 1 例，这一研究结果对"检测和治疗"策略的安全性提出了质疑。李晓波等回顾性分析 2002—2003 年在上海交通大学医学院附属仁济医院接受胃镜检查的本地消化不良患者，评价 *H.pylori* 的"检测和治疗"及"检测和内镜检查"策略的安全性，在 14 101 例消化不良患者中检出胃、食管、十二指肠恶性肿瘤者 202 例（1.4%），其中胃癌 162 例（1.2%），报警症状发生率为 53.5%；45 岁以下者中检出恶性肿瘤 18 例（0.5%），均为胃癌，报警症状发生率为 27.8%；如在上述无报警症状、年龄 < 45 岁患者中采用 *H.pylori*"检测和治疗"策略，则将漏诊胃癌 13 例（72.2%）；如采用 *H.pylori*"检测和内镜检查"策略，则将漏诊胃癌 3 例（16.7%）；因此，认为 *H.pylori* 的"检测和治

疗"及"检测和内镜检查"策略均不适用于上海地区未经调查消化不良患者的处理。对多数上海地区成人消化不良患者，即时内镜检查将是初始处理的首选策略。Janssen 对 7 组前瞻性研究资料进行分析，13 000 例接受内镜检查的消化不良患者中报警症状阳性率为 30%（3927/13377），胃肠癌患者为 62.0%（103/165），"有任何报警症状"用于癌的诊断时，敏感性为 62.4%，特异性为 70.5%，阳性预测值仅 2.6%，阴性预测值 99.3%；单一报警症状鉴别出的胃癌或食管癌不足 30%；不同年龄段报警症状患病率没有差异（57.9% *vs.* 63.0%）。

日本和韩国采用筛查策略，常常在轻微消化不良患者甚至无症状的人群中"寻找"早期胃癌，早期胃癌检出率分别高达 70.0% 和 50.0%。我国和大多数欧美国家主要采用诊断症状患者的伺机检查，早期胃癌检出率为 8.0% ～ 26.0%。这进一步说明报警症状不足以敏感地发现恶性肿瘤，报警症状对胃癌尤其早期胃癌诊断的价值有限。

（王伟岸　整理）

参考文献

1. Ferlay J，Shin HR，Bray F，et al. et al. Parkin DM. GLOBOCAN 2008，Cancer Incidence and Mortality Worldwide：IARC Cancer Base No. 10. [Internet (2010)].Lyon：IARC press，2010:29.

2. Soerjomataram I，Lortet-Tieulent J，Parkin DM，et al. Global burden of cancer

in 2008: a systematic analysis of disability-adjusted life-years in 12 world regions. Lancet, 2012, 380 (9856): 1840-1850.

3. 赫捷, 赵平, 陈万青.2011中国肿瘤登记年报. 北京: 军事医学科学出版社, 2012: 28-297.

4. 邹小农, 段纪俊, 皇甫小梅, 等. 2004—2005年全国死因回顾抽样调查胃癌死亡率分析. 中华预防医学杂志, 2010, 44 (5): 390-397.

5. Freedman ND, Derakhshan MH, Abnet CC, et al.Male predominance of upper gastrointestinal adenocarcinoma cannot be explained by differences in tobacco smoking in men versus women.Eur J Cancer, 2010, 46 (13): 2473-2478.

6. Camargo MC, Goto Y, Zabaleta J, et al.Sex hormones, hormonal interventions, and gastric cancer risk: a meta-analysis.Cancer Epidemiol Biomarkers Prev, 2012, 21 (1): 20-38.

7. Ge S, Feng X, Shen L, et al.Association between Habitual Dietary Salt Intake and Risk of Gastric Cancer: A Systematic Review of Observational Studies.Gastroenterol Res Pract, 2012, 2012:808120.

8. Smyth EC, Capanu M, Janjigian YY, et al.Tobacco use is associated with increased recurrence and death from gastric cancer.Ann Surg Oncol, 2012, 19 (7): 2088-2094.

9. Kluijt I, Sijmons RH, Hoogerbrugge N, et al.Familial gastric cancer: guidelines for diagnosis, treatment and periodic surveillance.Fam Cancer, 2012, 11 (3): 363-369.

10. Capelle LG, Van Grieken NC, Lingsma HF, et al.Risk and epidemiological

time trends of gastric cancer in Lynch syndrome carriers in the Netherlands. Gastroenterology, 2010, 138 (2): 487-492.

11. Abnet CC, Freedman ND, Hu N, et al.A shared susceptibility locus in PLCE1 at 10q23 for gastric adenocarcinoma and esophageal squamous cell carcinoma.Nat Genet, 2010, 42 (9): 764-767.

12. Shi Y, Hu Z, Wu C, et al.A genome-wide association study identifies new susceptibility loci for non-cardia gastric cancer at 3q13.31 and 5p13.1.Nat Genet, 2011, 43 (12): 1215-1218.

13. 中华医学会消化病学分会幽门螺杆菌学组 / 全国幽门螺杆菌研究协作组, 刘文忠, 谢勇. 第四次全国幽门螺杆菌感染处理共识报告. 中华内科杂志, 2012, 51 (10): 832-837.

14. Zhang Z, Xu G, Ma M, et al.Dietary fiber intake reduces risk for gastric cancer: a meta-analysis.Gastroenterology, 2013, 145 (1): 113-120.

15. Zhou Y, Zhuang W, Hu W, et al. Consumption of large amounts of Allium vegetables reduces risk for gastric cancer in a meta-analysis.Gastroenterology, 2011, 141 (1): 80-89.

16. Hsu YC, Yang TH, Liou JM, et al.Can clinical features stratify use of endoscopy for dyspeptic patients with high background prevalence of upper gastrointestinal cancer?Dig Liver Dis, 2012, 44 (3): 218-223.

17. Khademi H, Radmard AR, Malekzadeh F, et al.Diagnostic accuracy of age and alarm symptoms for upper GI malignancy in patients with dyspepsia in a GI clinic: a 7-year cross-sectional study.PLoS One, 2012, 7 (6): e39173.

18. 詹文华. 胃癌外科学. 北京: 人民卫生出版社, 2014: 1-100.

幽门螺杆菌、EB 病毒感染与胃癌的发生发展

14. 幽门螺杆菌介导了从胃炎到胃癌的发展过程

1975 年 Correa 等提出了胃癌发生的模型。该模型是指胃部疾病逐渐从非萎缩性胃炎发展到萎缩性胃炎（多灶性萎缩性胃炎）、肠上皮化生、异型增生，最终进展成胃癌的过程。这个过程通常被认为是肠型非贲门部胃癌的常规进展路程。*H.pylori* 感染常被认为是这个过程的始作俑者，流行病学调查也支持 *H.pylori* 感染是胃癌发生的最重要危险因素。研究表明，胃黏膜有微小病变的患者在接下来的 20 年中患胃癌的风险是胃黏膜健康人群的 1.8 倍，而胃黏膜异型增生患者的风险几乎是健康人群的 11 倍，说明胃癌前病变患者的胃癌发生风险增加，并且患癌风险随着病变严重程度的增加而增加。这也间接证实了 Correa 级

联反应（Correa's cascade）的正确性。

急性 *H.pylori* 感染后患者可出现上腹痛、腹胀，甚至恶心、呕吐等症状，此时组织学上表现为胃上皮细胞脱落、黏液损耗等显著的退行性改变，以及胃小凹中性粒细胞浸润、"腺窝脓肿"形成、表面渗出、浅表性糜烂等，即所谓"急性活动性胃炎"。由于大部分患者无法通过免疫反应及时清除 *H.pylori*（免疫逃逸是 *H.pylori* 长期定植的关键策略），经过 3 ～ 4 周的演变，损伤效果逐渐累加，上述组织学表现也愈发明显，疾病发展成为慢性演变过程。

H.pylori 感染、胆汁反流、药物、自身免疫性等因素均可引起慢性胃炎。因此，人群中慢性胃炎的患病率高于 *H.pylori* 感染率。慢性胃炎的组织学表现为以慢性炎性细胞（单核细胞，主要是淋巴细胞、浆细胞）浸润为主的炎症。当胃黏膜在慢性炎性细胞浸润同时见到中性粒细胞等急性炎性细胞浸润时称为慢性活动性胃炎。*H.pylori* 感染几乎都会引起胃黏膜活动性炎性反应，胃黏膜活动性炎性反应的存在也高度提示 *H.pylori* 感染。由于慢性萎缩性胃炎与胃癌具有相似的环境危险因素，萎缩的发生率及严重程度也与 *H.pylori* 感染的时间呈现正相关，因此被认为是 *H.pylori* 介导的胃癌发生的关键环节（癌前疾病）。目前的观点认为，无论年龄高低，持续的 *H.pylori* 感染均有可能导致慢性萎缩性胃炎的发生。慢性萎缩性胃炎是伴有腺体丧失和胃分泌功能下降的胃黏膜慢性炎症过程，其严重性和进展速率（包括黏膜萎缩

范围扩大与否）决定了从 *H.pylori* 相关胃炎发展成为胃癌的风险。Uemura 等的前瞻性研究显示，在中度萎缩性胃炎中，胃癌的相对危险度（*RR*）为 1.7，而严重萎缩性胃炎与非萎缩性或轻度萎缩性胃炎相比，其 *RR* 为 4.9。临床观察发现，*H.pylori* 感染相关的胃窦炎几乎不发生癌变（临床上也观察到十二指肠溃疡患者的胃癌发生率很低），而 *H.pylori* 感染相关的胃体炎或全胃炎，特别是多灶萎缩者，易发生胃溃疡，且与胃癌的发生密切相关。由此推测，*H.pylori* 及其相关的胃黏膜炎症反应并不是胃癌发生的直接原因，而由其诱导的伴随胃体黏膜萎缩或肠上皮化生的泌酸腺生理功能改变（低胃酸分泌），可能才是导致胃癌发生的原因。

胃黏膜萎缩常伴有肠上皮化生（Intestinal metaplasia，IM）。肠化生是胃黏膜对持续性感染的一种适应性现象，属于癌前病变。*H.pylori* 感染是肠化生的一个主要原因。然而，目前尚无直接证据能够证实胃癌是由肠化生演变而来。普遍认为，肠化生是否能够发展成为胃癌取决于其分型的不同。结肠型化生上皮分化差，在良性胃病中的检出率很低，但在肠型胃癌癌旁黏膜中的检出率很高，因此被认为是发展成为胃腺癌的高危因素。但也有学者指出，结肠型化生在普通人群中亦有较高的发生率（可达 4%），且结肠型化生发展为癌的报道罕见，说明结肠型化生作为癌前病变的作用可能被高估。胃黏膜发生肠化生的具体机制尚不清楚，目前研究者更倾向于把肠化生的发生归因于 *H.pylori* 产生的细胞毒素，例如空泡毒素（VacA）、CagA 和 BabA2 等毒力因子。也有学者认为 *H.pylori* 诱导的持续性低胃酸分泌状态是发生肠化生的关键因素，并认为除 *H.pylori* 自身及其分泌产物外，细菌诱导的泌酸黏膜炎症反应也可能是抑制胃酸分泌的主要因素之一。

H.pylori 持续感染协同宿主与环境因素（吸烟、高盐饮食等）导致胃黏膜发生萎缩、肠化生等改变，并可能通过以下几种途径导致胃癌的发生：①炎性细胞浸润：以淋巴细胞、浆细胞及一些嗜酸性粒细胞为主的慢性炎性细胞浸润是慢性胃炎的突出特点，慢性炎性细胞浸润程度及上皮细胞的变化与感染 *H.pylori* 的量有密切关系。*H.pylori* 感染时炎症区自由基、超氧化物生成增加，可引起细胞过氧化损伤而诱发细胞癌变。另外，多形核白细胞可增加胃黏膜上皮细胞的突变率及增加已转化细胞的恶性程度和侵袭力。②腺体萎缩和低酸状态：随着感染的持续加重，一方面黏膜腺体的萎缩和腺体泌酸功能受损，导致胃酸分泌减少；另一方面 *H.pylori* 的尿素酶分解胃腔内的尿素产生氨而中和胃酸，使胃内 pH 升高，虽然这对于酸分泌减少的作用有限，但却是 *H.pylori* 侵入胃黏膜并长期定植的关键因素。这种胃内环境的改变有利于胃内其他细菌尤其是厌氧菌的过度生长。这些细菌含有还原酶，将硝酸盐还原为亚硝酸盐，在高 pH 环境下可以再生成为 N- 亚硝基化合物，N- 亚硝基化合物是公认的致癌物。此外，*H.pylori* 所致的低酸分泌还可导致维生素 C 吸收障碍，维生素 C 是从血液向胃腔内主动转运的，有抗氧化剂的潜能，可以防止氧化剂对

DNA 的损伤，从而有一定的抗癌作用，其吸收障碍可能促进胃癌的发生。③胃黏膜屏障破坏：这可增加各类损伤因子对胃黏膜的损伤作用。例如，在 *H.pylori* 感染和胆汁反流的协同作用下，已受 *H.pylori* 损伤的上皮更易受到反流胆汁的侵蚀，在黏膜再生过程中也更易被肠化生或异型增生细胞所取代。④ VacA、CagA 等的直接毒性作用与炎症因子级联反应导致胃黏膜上皮细胞空泡化、损伤、变构、增殖、化生，甚至癌变。⑤ *H.pylori* 感染导致上皮细胞周期调控失常、细胞增殖及凋亡失衡。⑥ *H.pylori* 诱导产生的炎症因子使骨髓动员，骨髓干细胞（特别是肿瘤干细胞）募集，可能参与了胃癌的发生。

总而言之，上述研究均在不同程度上证明了 *H.pylori* 在从胃炎到胃癌发展过程中的重要作用。根除 *H.pylori* 可以明显减缓癌前病变的进展，并有可能降低胃癌发生的危险，但最佳的干预时间为胃癌前病变（包括萎缩、肠化和上皮内瘤变）发生前。

（王晓枫　整理）

15. 干细胞与幽门螺杆菌相关胃癌发生

20 世纪 40 年代，Leblond 等开始对胃干细胞（gastric stem cells，GSC）进行研究。在胃中，干细胞的定位根据胃的不同解剖部位而不同。在胃底、胃体，胃上皮干细胞位于接近胃腺的峡部区域，而在胃窦则更靠近胃腺的基底部。由于胃上皮细胞更新速度较快，因此上皮细胞的突变一般不足以形成恶变，而干细胞寿命较长，更容易累积突变，所以人们推测干细胞突变导致了恶性肿瘤的发生。研究发现，胃癌组织中有一小部分（0.01%～1.00%）与干细胞相似，具有自我更新、无限增殖和多向分化等潜能的特殊细胞，即肿瘤干细胞（cancer stem cells，CSC），在一定条件下 CSC 可促进癌细胞生长，与肿瘤形成、生长以及复发和转移有关。胃癌干细胞（gastric cancer stem cells，GCSC）的形成是胃癌发生和进展的关键步骤。*H.pylori* 是胃癌的强致癌因素，其基本机制包括胃黏膜慢性炎症刺激、肿瘤抑癌基因的遗传学和表观学改变、致癌信号通路的激活和 GCSC 的形成，因此，*H.pylori* 感染与 GCSC 的关系及其在胃癌发生发展中的协同作用吸引了学者们越来越多的关注。

GCSC 的起源目前尚不清楚，普遍认为其可能来源于 GSC 或骨髓干细胞（bone marrow stem cells，BMSC）。众多研究证实了 GSC 发生突变时可导致胃癌形成，进一步支持了胃癌起源于 GSC 的观点。研究发现，*H.pylori* 直接通过局部炎症反应间接刺激导致 GCSC 表面标志物 CD44 及其变体 CD44v9 的表达，提示 *H.pylori* 相关 CD44$^+$ 的 GCSC 可能参与了胃癌的发生发展。也有证据显示，骨髓来源细胞（bone marrow-derived cells，BMDCs）参与了胃癌的发生。Houghton 等使用 C57BL/6 小鼠用 *H.pylori* 的慢性感染模型描述了 BMDCs 可以归巢并重新形成胃黏膜，并随时间推移逐渐形成肠化生、上皮内瘤变和癌症。Bessède 等在用不同菌株的人类病原体 *H.pylori* 感染的 C57BL/6 小鼠模型中证实了这些结果，并且得出结论：几乎 25% 的高级别上皮内瘤变能够检测到源自骨髓的细胞。目前有学者认为 BMDCs 的募集是在局部干细胞衰竭后用以克服 H.pylori 感染引起的慢性炎症相关的组织再生不良，通过分泌因子和细胞应答，使 BMDCs 分化为胃的各种上皮细胞，修复损伤的胃黏膜，但是这些分化的细胞并不正常，它们生长、分支、聚集、变形、扭曲，并且生长速度开始增加，进而形成早期胃癌。

H.pylori 感染可引起胃黏膜上皮细胞上皮 - 间质转化（epithelial-mesenchymal transition，EMT），并产生潜在的胃癌干细胞。2008 年，Mani 等首次揭示了 EMT 与干细胞的关系，H.pylori 感染与 EMT 过程在胃癌干细胞形成中的作用也受到了关注。研究表明，H.pylori 诱导的上皮细胞去分化与 Correa 级联的肠化生过程相一致，作为胃癌前病变的肠化生过程存在由胃黏膜向肠表型的转分化。动物实验显示，CagA 阳性 H.pylori 菌株以 Erk1/2 依赖性方式上调 microRNA，特别是 miR-584 和 miR-1290，这两个 miR 过表达在基因敲除小鼠中可诱导肠化生。此外，敲除 microRNA-584 和 microRNA-1290 的靶点 Foxa1，能够促进 EMT。这种去分化的过程表明 H.pyloriCagA 阳性菌株破坏了上皮顶端连接复合体，因此上皮细胞在形态学上产生了上皮内瘤变的改变。目前，由 H.pylori 诱导的 EMT 的概念在分子水平上得到证实，但在体内仅被部分证实。

此外，GCSC 增殖分化有赖于肿瘤起始相关信号因子所构建的肿瘤微环境。

H.pylori 定居于胃黏膜引起的持续性炎症反应，促使 NF-κB、AP-1、PI3K、STAT3、Wnt/β-catenin 及 COX2 等的激活，是肿瘤微环境的重要调控因子。研究证实 Wnt 信号通路在维持胃体峡部区域祖细胞的未分化状态中具有重要作用，该信号的异常激活可使祖细胞数目显著增多。后续研究发现，一种具有慢循环特征的 CD44$^+$ 干细胞样亚群细胞持续定植于小鼠胃腔柱状上皮连接处，当同时激活前列腺素 E2 时，CD44$^+$ 干细胞样细胞的数量显著增加，并促进胃癌发生；而盐霉素等可溶性 Wnt 拮抗剂在胃癌的发生中具有抑制作用。

Hh/SHH（Hedgehog）信号通路异常激活能够稳定细胞增殖、阻止细胞凋亡，并可能与食管癌、胃癌、胰腺癌等恶性肿瘤的发生有关。SHH 特异性拮抗剂能够减低干细胞自我更新能力，因此认为 SHH 途径是维护人 GCSC 样细胞干性及其表型的必要条件。一方面，在 *H.pylori* 介导的胃慢性炎症过程中，SHH 参与黏膜修复，调控壁细胞成熟和分化。另一方面，在萎缩性胃炎中，SHH 信号随壁细胞的损耗而减弱。SHH 表达的缺失和基因的异常表达与肠化生的类型有关，这可能与胃癌发生相关。重要的是，由 *H.pylori* 感染引起的胃黏膜 SHH 表达抑制在根除 *H.pylori* 后得以恢复。Donnelly 等证实 Hh/SHH 通路是 *H.pylori* 诱导的 BMSCs 向胃部迁移并发展为 GCSC 过程中尤为重要的一条信号通路。

Notch 信号通路是相邻细胞之间通讯、调控细胞增殖、分化和凋亡的重要通路。Notch 信号在慢性 *H.pylori* 感染时被激活，通过抑制上皮分化来维持细胞干性，其在胃癌组织中也呈现上调趋势。Notch 家族跨膜受体 Notch 1 的表达失调可能与胃癌的发生重要关联，被认为是胃恶性肿瘤的新型预后标志物。最新的一项研究表明，Notch 信号调控 Lgr5（+）（Lgr5 为肠干细胞标志物，其在正常胃腺单位的底部表达且与其在胃腺癌中的表达有显著差异）GSC 的功能，其异常激活可能导致 GSC 发展为 GCSC 并发生胃癌。

基于现在的研究，GCSC 在 *H.pylori* 介导的胃癌发生中的作用已被广泛认可，*H.pylori* 诱导的慢性炎症和上皮黏膜损伤，导致 BMDCs 特别是间充质干细胞（MSCs）募集，BMDCs 归巢并通过与局部胃上皮细胞融合而进行分化，参与组织再生。此外，慢性感染和炎症将导致 EMT 以及局部上皮干细胞和 BMDCs 再生与分化的改变。EMT 诱导具有间充质干细胞和干细胞特性的 CD44+ 细胞的出现，导致肠化生和上皮内瘤变的发生，在额外的表观遗传和突变事件后，发展为 GCSC 和腺癌。然而，目前研究中所讨论的各类 CSC 均因缺乏特异性强的标志物，而导致 CSC 纯化欠佳，为后续研究带来了障碍。此外，*H.pylori* 与干细胞相关信号通路的具体机制，特别是已经从各种炎症介质或肿瘤信号因子组成的微环境中获得"分化势能"的干细胞能否通过根除 *H.pylori* 等方式得以逆转，均有待更为深入的研究。

H.pylori 感染是胃癌发生的关键性因素，然而其机制仍然不清楚。CSC 理论发展迅速，GCSC 的存在和意义被广泛认可，新型 GCSC 标志物逐渐被发现，为 *H.pylori* 感染导致胃癌的研究提供了一个全新的方向，同时也为胃癌的预防和治疗带来了巨大的机遇。

（王晓枫　整理）

16. 幽门螺杆菌菌株毒力因子在胃癌发生中的作用

H.pylori 不仅是慢性胃炎和消化性溃疡的主要病原菌，也是引起胃癌的最重要危险因素。*H.pylori* 菌株的毒力因子在胃黏膜损伤和炎性反应等过程中发挥重要作用。而胃癌的发生则有赖于 *H.pylori* 的致病能力、宿主的遗传学背景和环境因素等的共同作用，特别是毒力因子及其介导的 *H.pylori* 菌株与宿主间的信号传递机制，在癌前病变过程和胃癌发生中起关键作用。随着研究的不断深入，多种 *H.pylori* 毒力因子的致病机制及其与胃癌的关系得到证实。

其中，研究最为清楚的是 CagA 和 VacA。流行病学研究发现：西方国家的 CagA 阳性 *H.pylori* 感染的流行病学流行率接近60%，亚洲国家的流行率约为 90%。同时由于 *H.pylori* 普遍具有 VacA，这两种强烈的细胞毒素导致胃黏膜上皮细胞空泡化、损伤、变构、增殖、肠化生，甚至癌变等。CagA 阳性菌株除了与急性胃炎、胃溃疡直接相关以外还与胃癌的发生有显著关联。大量研究表明，CagA 阳性菌株 *H.pylori* 感染者发生异型增生等癌前病变和胃癌的风险明显高于阴性菌株感染者，且与胃癌癌前病变的严重程度相关。因此认为 CagA 与胃癌的关系最为密切。

CagA 由 cag 致病岛（cagPAI）编码。cagPAI 是一个具有明显特征的 *H.pylori* 毒力相关基因集群，为 35 ~ 40kb，含有 30 多个基因。相对于 cagPAI 阴性菌株，具有 cagPAI 的 *H.pylori* 显著增加非贲门部胃癌发生的风险。由 cagPAI 基因集群编码蛋白组成的细菌Ⅳ型分泌系统（T4SS），将细菌蛋白从细菌体内转运到宿主胃上皮细胞中。T4SS 由多种 cag 蛋白组成，其中 CagA 蛋白研究较为充分，并被认为是发生胃腺癌癌前病变的关键因子。T4SS 作用的最终体现是将以 CagA 为代表的 *H.pylori* 毒性产物直接转运到宿主的细胞胞质中，因此，T4SS 的完整性在 cagPAI 致癌中显得极为重要。宿主胃上皮细胞内酪氨酸家族激酶（src family kinase，SFK）将 CagA 蛋白的酪氨酸残基磷酸化，是细胞发生癌变的重要原因之一。一方面，在 Src 和 Abl 激酶作用下，CagA 的 3' 端可变区谷氨酸-脯氨酸-异亮氨酸-酪氨酸-丙氨酸（EPIYA）基序上的酪氨酸残基被磷酸化。另一方面，非磷酸化的 CagA 与细胞的钙黏蛋白（E-cadherin）、肝细胞生长因子受体 c-Met、磷脂酶 PLC-γ、连接蛋白 Grb2，以及激酶 PAR1b / MARK2 相互作用，激活 β-catenin，达到促炎症反应和有丝分裂的高峰，进而破坏细胞间的紧密连接使细胞极性丧失，促进细胞向癌变转化。CagA 增加胃癌发生风险的另一途径主要是通过增加胃上皮细胞中精胺氧化酶的产生来操纵细胞的凋亡。另有研究显示，尽管并没有出现任何 *H.pylori* 感染相关的胃炎表现，在小鼠体内通过转基因表达 CagA 抗原可以引起癌变，表明 CagA 的致癌作用可能与引起胃炎的改变无关，提示 CagA 可能是一个癌基因产物。

VacA 是 *H.pylori* 内另一个与胃癌有重要关系的细胞毒成分。经纯化和基因克隆鉴定，所有 *H.pylori* 菌株均有 VacA。遗传学多样性变化决定 VacA 的功能活性和癌变风险。VacA 基因的不同结构域所具有的等位基因其疏水性不同，对空泡形成的影响也有差异。编码 VacA 蛋白的基因有 4 个结构域，分别是 s（signal）、i（intermediate）、d（deletion）和 m（middle）域。其中 i 域有 3 个等位基因 i1、i2 和 i3；s 域、d 域和 m 域各自均有两个等位基因 1 和 2。一般情况下，各结构域的 1 型等位基因要比 2 型等位基因的致病性强。例如，感染 m1 或 i1 型的个体，其癌变风险比感染 m2 或 i2 型 *H.pylori* 菌株的个体要高，这与其 N 端亲水或疏水的性质有关。毒力最强的基因型组合为 s1/m1，此种菌株引起胃癌的概率最大。其次是 s1/m2 基因型组合，而 s2 不论与其他等位基因如何组合（例如 s2/m1 s2/m2）均无毒性，可能与 s2 的 N 端具有亲水结构有关，而 s1 则无此亲水结构。此外，就 VacA 的等位基因与 CagA 的关系而言，有资料显示，i1 与 CagA 蛋白的产量密切相关；s1 几乎存在于所有的 CagA 阳性菌株，而 CagA 阴性菌株的组合多数是 s2/m2，这反映了 VacA 和 CagA 阳性在毒力属性上的一致性。d1 则被认为是导致胃黏膜萎缩的危险因素。此外，VacA 还能引起早期促炎反应，抑制 T 细胞的活性及其增殖，干扰抗原的呈递，干扰吞噬作用，增加上皮细胞的通透性，引起细胞间紧密连接的功能紊乱等。

H.pylori 对胃黏膜上皮的黏附作用在其相关炎症反应的起始中起关键作用，而其中一些与胃癌发生风险的增加有关。血型抗原黏附素（blood group antigen binding adhesin，BabA and BabB）是菌株黏附过程中的重要因子，其有三个基因型：*BabA1*、*BabA2* 和 *BabB*。由于 *BabA1* 中缺少翻译起始密码子，因此当 *H.pylori* 最初感染人胃时，*H.pylori* 使用编码蛋白 BabA2 与宿主胃上皮细胞表达的 Lewis B（Le^b）血型抗原结合。BabA2 阳性菌株特别是 *BabA2* 基因与 CagA 和 VacA s1 等位基因共存时，十二指肠溃疡、胃癌前病变和胃腺癌的发生显著增加。进一步研究发现，*BabA2* 与 *oipA*、*CagA* 等基因之间具有很强的关联性，*oipA* 及 *CagA* 的开放状态与 *BabA2* 具有协同作用。这几个基因的共同表达所引起的感染具有高度肠化生的危险性。

另一与疾病相关的黏附素是唾液酸结合黏附素（sialic acid-binding adhesin，SabA）。在由 *H.pylori* 感染引起的剧烈局部炎症反应的部位，唾液酸 -Lewis x 鞘糖脂（sLe^x）抗原在细胞表面上的表达增加，这表明 SabA 在 *H.pylori* 黏附和定植起到关键作用。SabA 在临床菌株中的流行率接近 80%。临床统计分析表明，在感染 SabA 阳性菌株的患者体内，*H.pylori* 的密度显著高于受

SabA 阴性菌株感染的患者，同时有研究表明 SabA 与 sLe^x 的结合与胃癌发生的风险增加有关。

外膜蛋白（outer membrane proteins，OMP）由 *H.pylori* 基因组中的不同基因编码。OipA 是诱导促炎症反应的蛋白质。它的存在与疾病严重程度和胃癌相关，OipA 表达能增加 IL-8、IL-1、IL-17、肿瘤坏死因子（TNF）-α 等多个促炎细胞因子的产生。信号通路研究发现，OipA 和 CagA 对于完整的 IL-8 启动子的激活都是必要的。同时，OipA 上调胃癌相关的基质金属蛋白酶 1（MMP-1）等宿主效应蛋白的表达；诱导 OipA 表达还可以引起 β-catenin 的活化。OipA 在体外参与 *H.pylori* 对胃上皮细胞的附着。动物研究的结果表明，单独的 OipA 在胃癌的发展中起作用。值得注意的是，CagA、VacA 和 OipA 的生产是相关的，即对于大多数 *H.pylori* 来说，要么产生所有这些蛋白质，要么均不产生。

十二指肠溃疡促进基因（duodenal ulcer promoting gene A，*dupA*）被认为与 T4SS 形成有关，初步报告提示它是第一种导致十二指肠溃疡形成的疾病特异性 *H.pylori* 毒素因子，并且对胃癌具有抑制作用。此后，多项研究未能证明 *dupA* 基因与特异性胃十二指肠疾病之间的相关性。然而，该基因是高度多态的，并且可以解释在不同研究中获得的数据冲突。

此外，特异性细菌毒力因子和特殊的遗传学多态性组合能明显增加疾病发生的风险。如带有 VacA s1 基因型 *H.pylori* 感染的具有特殊 IL-1B 基因多态性（IL-1B-511）的患者，发生胃癌的风险明显增加。因此，胃癌发病相关 *H.pylori* 菌株的地理差异也值得关注。管家基因的多位点序列分型（multilocus sequence typing，MLST）揭示了与地理区域以及胃癌发生率明显相关的六种 *H.pylori* 菌株（hpEurope、hpEastAsia、hpAsia2、hpAfrica1、hpAfrica2 和 hpNEAfrica）。具有高的胃癌发生率的人群对应于呈现 hpEastAsia 菌株的区域；相比之下，非洲的胃癌发病率非常低，其中大多数菌株是 hpNEAfrica、hpAfrica1 或 hpAfrica2；在南亚，大多数菌株是 hpAsia2。管家基因的序列差异可能对疾病结果无影响，但能够作为其他毒力因子（即 CagA 和 VacA 等）的标记进而导致相关疾病的不同结果。

大量研究为 *H.pylori* 毒力因子在胃癌发生中的重要作用提供数据支持，尽管目前仍没有特殊的毒力因子标志可用于临床实践中，但对于了解细菌、宿主和环境与胃癌发生发展过程中的相互作用，进一步探讨 *H.pylori* 诱导的炎症及免疫反应等致病机制具有重要意义，也为 *H.pylori* 靶向治疗或免疫治疗方法的研究奠定了基础。

（王晓枫　整理）

17. 幽门螺杆菌相关胃癌的宿主遗传学及其肿瘤易感性

有胃癌家族史者 *H.pylori* 感染率高，*H.pylori* 感染与一级亲属患胃癌呈正相关。德国学者发现，与无家族史、无 *H.pylori* 感染的患者相比，有家族史和 CagA 阳性 *H.pylori* 菌株感染的患者胃癌风险增加 8 倍，非贲门胃癌风险增加 16 倍。日本的研究发现，有家族史和 *H.pylori* 感染的女性患者胃癌发生风险增加 5 倍。*H.pylori* 根除后这种风险降低，意味着胃癌的家族内聚集，至少部分归咎于家族内 *H.pylori* 感染的聚集。*H.pylori* 根除后，家族史和胃癌风险增加之间的密切关系仍旧存在，提示其他因素，例如遗传或生活方式因素，也是导致胃癌家族聚集性的原因。

家族性风险是遗传易感性的标志。胃癌家族聚集性可能是许多低外显率等位基因联合作用的结果，而不是 1 个或少数高外显率优势癌基因所致。多个基因，例如白介素 1β（IL-1β）、TNF-α、IL-6、IL-8、IL-10、Toll 样受体 4（TLR-4）和转化生长因子β（TGF-β）可能影响 *H.pylori* 感染的易感性或减轻局部炎症。El-Omar 等首先报道了 *IL-1β-31C* 和 *IL-1RN 2/2* 基因型之间的关联与长期低胃酸和胃癌的较高风险之间的关系。*IL-1β-511T*，*IL-1RN*2/*2*，*TNF-α-308A* 和 *IL-10*（单体型 ATA/ATA）的存在与 *H.pylori* 感染者非贲门胃癌风险增加相关。

对萎缩性胃炎和肠上皮化生危险因素的研究显示，遗传因素参与了 *H.pylori* 感染触发的胃黏膜病变，萎缩性胃炎与 *H.pylori*

感染和编码毒力因子的基因有关，例如 VacA m1 和 CagA；而肠化生的危险因素包括 *H.pylori* 感染、吸烟、年龄 61 岁以上、吃辛辣食物和 *IL-10-592 C/A*，研究结果表明，遗传多态性与肠化生有关，它可增加胃癌风险 10.9 倍。

韩国学者研究发现，母系胃癌病史者比父亲、同胞或后代患病者有更多的患病亲属，其中的原因尚不清楚，可能是母系饮食强烈影响后代的饮食偏爱和营养状况，导致母系家族性模式；也有可能是因为母亲和子女间频繁而亲密的接触增加 *H.pylori* 感染的可能性。Nagase 等报道，家族史对女性较男性危害大；根除 *H.pylori* 和排除其他混杂变量后，1 个或多个一级亲属患胃癌的女性胃癌风险高；在有家族史的女性患者，遗传因素对胃癌发生可能起更大的作用。

18. 幽门螺杆菌相关胃癌发生过程中的分子生物学改变

H.pylori 感染导致胃癌发生的分子机制涉及细胞增殖与凋亡、端粒酶活性改变、基因不稳定性和甲基化状态异常等。

维持胃黏膜的正常结构依赖于胃黏膜细胞丧失与更新的动态平衡。在胃癌演化的起始阶段，胃黏膜细胞增殖与凋亡同时增加，而随着病变严重程度逐渐加重到达某一临界点（肠化生或上皮内瘤变）时则表现出相对较强的细胞增殖优势，并逐渐表现为增殖失控，乃至恶性增殖。以往大量研究显示，若干经典的增殖和凋亡调控分子调控机制与 *H.pylori* 感染介导的胃癌发生相关。目前认为，*H.pylori* 可通过死亡受体（death receptor，DR）途径和线粒体途径诱导细胞凋亡。死亡受体途径是指由 FasL、TNF-α、TRAIL（TNF-relaled apoptosis-inducing ligand）等特定的死亡配体诱导的凋亡。研究表明，在 *H.pylori* 感染的胃黏膜标本中胃黏膜上皮细胞凋亡增多与 Fas mRNA 水平上调有关，胃黏膜固有层中单核细胞的 FasL 表达也明显增高。死亡受体信号途径先后激活 Caspase8、Caspase9 和 Caspase3，同时诱导促凋亡蛋白 Bad 和 Bid 的表达。值得关注的是，这条途径可不依赖 *H.pylori* 毒力因子 CagA 或 VacA，而由 *H.pylori* 的膜片段激活。Caspase8 启动的 Caspase 级联反应疾病早期发挥至关重要的作用，并且诱导少量的凋亡，而相对大量的细胞凋亡则需要其他的途径诱导。线粒体凋亡途径指线粒体在外界因子刺激后，通透性增加，细胞色素 C 和凋亡诱导因子等物质释放，进而激活 Caspase 级联介导的凋亡过程。在 *H.pylori* 介导的凋亡中，Bcl-2 家族蛋白的状态决定了细胞是否发生凋亡。在凋亡信号的刺激下，Bax 发生构象改变，从细胞质中向线粒体移位，通过其疏水性的 C 端结合到线粒体膜上，诱导胃黏膜线粒体释放细胞色素 C。此外，p53 是影响细胞凋亡的重要分子，p53 引起 *Bax* 基因表达也许是 p53 介导凋亡中的重要部分。但有证据显示，*H.pylori* 并不能在体外直接激活 p53。

H.pylori 感染后胃黏膜上皮细胞增殖表现出明显的上升趋

势，这与炎症因子介导的细胞增殖信号通路启动有关。持久的细胞高增殖状态或将伴随较高的癌变风险。细胞周期调节异常是 H.pylori 促进胃黏膜上皮细胞增殖的机制之一。细胞周期素（Cyclin）、细胞周期素依赖性激酶（CDK）以及细胞周期素依赖性激酶抑制剂（CDKI）在调控细胞周期 G1 到 S 期转换的过程中起非常重要的作用。体内及体外研究均表明，慢性 H.pylori 感染时，胃黏膜上皮细胞 CDKI p27KIP1 表达减少，因此产生抗细胞凋亡的效应。H.pylori 相关性慢性胃炎和肠化生时 CyclinD2 表达增多，根除 H.pylori 可逆转肠化生组织中 CyclinD2 和 p27 的表达异常，因此认为 H.pylori 相关性肠化生与 CyclinD2 表达增多以及 p27 表达减少密切相关。还有研究表明，H.pylori 感染能够激活 NF-κB 而发挥抗凋亡作用。同样，TNF 也在细胞凋亡方面具有双向作用，TNF 与其受体结合后一方面通过 RIP 诱导 NF-κB 激活，使细胞继续生存；另一方面则通过 FADD 诱导细胞凋亡。

对胃黏膜活检标本观察发现，经慢性非萎缩性胃炎、萎缩性胃炎、肠化生至胃癌的过程中，H.pylori 阳性率和端粒酶表达均逐渐增加，提示 H.pylori 感染与端粒酶活化呈正相关。在慢性萎缩性胃炎中，H.pylori 阳性与阴性组间端粒酶表达率存在显著差异，且伴肠化生组端粒酶活性明显高于不伴肠化生组。

微卫星不稳定性（microsatellite instability，MSI）可分为 MSI-H（高甲基化）、MSI-L（低甲基化）和 MSS（微卫星稳定）。研究表明，H.pylori 感染可导致 C-Ha-ras 基因第 12 位密码子点突变，*ras* 基因突变引起产物 p21 蛋白分子功能异常和过表达，通过信号传递引起细胞持续增殖并最终发生癌变。另有研究发现，MSI-L 胃癌 *H.pylori* 检出率显著高于 MSS 胃癌，提示 *H.pylori* 感染可能与 MSI 的发生有关。

H.pylori 感染还可通过影响胃黏膜细胞线粒体 DNA 稳定性而引起肿瘤发生。

由于真核细胞线粒体 DNA（mtDNA）分子量小，缺乏组蛋白保护和损伤修复系统，因此易受致癌物攻击，发生氧化性损伤，引起突变。有研究显示，在由慢性非萎缩性胃炎-萎缩性胃炎-胃癌癌前病变-胃癌的进展过程中，mtMSI 的检出率有增加趋势，提示 mtMSI 可能与胃癌的发生有关。同时，*H.pylori* 阳性病变组 mtMSI 的检出率显著高于阴性病变组，提示 *H.pylori* 感染与 mtMSI 有关。但 mtDNA 突变导致肿瘤发生的机制尚不完全清楚。有研究显示，部分胃癌及其癌前病变细胞核基因组中存在 mtDNA 序列，提示 mtDNA 可整合到核基因组中，且与 *H.pylori* 感染有关。

DNA 甲基化的不平衡为肿瘤的特性之一。CpG 岛是肿瘤基因甲基化异常的热点部位。在胃癌中发现有 DNA 甲基化异常的基因主要有 DNA 错配修复基因 *hMLH1*、*p16* 基因和 *E-cadherin*（钙黏蛋白）基因等。研究发现，胃黏膜 *E-cadherin* 基因甲基化是胃癌发生的早期事件，*H.pylori* 感染在启动甲基化过程中起重要作用。此外，*H.pylori* 相关胃黏膜淋巴瘤（MALT）常表现为甲基

化表型，根除 *H.pylori* 后可使 MALT 消退，其机制可能涉及 *p16*
甲基化状态的改变。*Runx3* 是近年来新发现的一种抑癌基因，参
与多种癌症的发生、发展。研究表明 *Runx3* 甲基化与胃癌的发生
有关，并参与胃癌发生的早期事件。*H.pylori* 感染可导致胃癌组
织中 *Runx3* 基因发生甲基化；*H.pylori* 长期感染作用于胃体、胃
窦可能会诱发 *Runx3* 基因甲基化，使 *Runx3* 表达缺失，从而导致
胃癌发生。

（王晓枫　整理）

19. EB 病毒相关性胃癌是胃癌的一个特殊临床病理亚型

自 Burke 于 1990 年首次报告 EBV 与胃癌相关以来，众多
学者采用 PCR、DNA-ISH（DNA 原位杂交技术）及 ENER-ISH
（EBV 编码 RNA 的原位杂交技术）等高敏技术，相继在淋巴上
皮样胃癌及其他类型胃癌细胞中检出 EBV，1993 年 Tokunaga 等
将 EBER-ISH 证实胃癌细胞中存在 EBV 潜伏感染者定义为 EBV
相关性胃癌（EBVaGC）。EBVaGC 是一种临床病理及分子分型
不同的胃癌，报告相关发病率为 1.3%～ 20.1%，在 EBV 相关的
恶性肿瘤中所占比例最大。全球 EBVaGC 的发生存在不平衡性，
有较为独特的流行病学趋势，且影响因素较多。

李淑英等对包括美国、巴西、中国、伊朗、日本、哈萨克
斯坦、马来西亚、韩国、墨西哥以及荷兰 10 个国家的 22 篇论

文中 5475 例病例进行 Meta 分析发现，EBVaGC 患者 411 例，平均发病率占胃癌患者的 7.5%，其中亚洲 6.1%、美洲 9.4%、欧洲 9.1%。拉丁美洲国家 EBVaGC 发病率分别为：巴西 11.3%、哥伦比亚 13.0%、智利 16.8%、墨西哥 7.3%。虽然检测到 50 岁以上的墨西哥人都有 EBV 感染，但与其他拉美地区人群相比，墨西哥 EBVaGC 发生率最低，提示种族是影响 EBVaGC 发生的因素之一。环境因素与 EBVaGC 有一定关系，生活在夏威夷的日裔人群患 EBVaGC 概率为 10.0%，患病率明显高于日本当地人群（7.0%）；饮食习惯对 EBVaGC 的发生发展也有一定影响，高盐饮食、化学损伤胃黏膜易诱发 EBVaGC，但饮酒导致 EBVnGC 可能性大于 EBVaGC。EBVaGC 的发生发展与吸烟的关系不大；遗传学差异与 EBVaGC 的发生也存在一定的关系；性别和年龄因素可能也是影响 EBVaGC 不同组织型差异的因素，男性 EBVaGC 发生率明显高于女性，Meta 分析表明，年轻男性更易患 EBVaGC，且为非胃窦组织弥漫型胃癌；身体健康因素也会影响到 EBVaGC 的发生，如恶性贫血胃癌患者和非恶性贫血胃癌患者相比，前者 EBVaGC 比例（14.6%）大于后者（7.6%）。

EBVaGC 好发于贲门（13.6%）和胃体部（13.1%），是胃窦部（5.2%）2 倍以上，而普通型胃癌的好发部位主要在胃窦。EBVaGC 主要位于近端胃体，肉眼观肿瘤境界清楚，多数伴有溃疡形成，溃疡边缘较整齐，底较平坦。组织类型以中度或低分化为主，并伴有淋巴细胞浸润为特征。早期特征性形态为"花边形"，即异型性较小的癌细胞排列成树枝状或网眼状，呈不规则融合现象，在肿瘤内和肿瘤间可见显著的淋巴细胞浸润。进展期的特征是肿瘤浸润至黏膜下层并伴有大量淋巴细胞浸润，淋巴细胞标志 $CD8^+$、$CD4^+$ 和 $CD68^+$ 细胞以 2：1：1 的比例组成。研究发现，EBV 在残胃癌变中的作用尤为重要，EBV 在胃大部切除术后和残胃癌的检出率高出正常 4 倍以上，认为手术破坏了解剖结构与 EBVaGC 的发生有关。残胃癌中 EBVaGC 的发生率比非手术胃癌高 3 ~ 4 倍。EBVaGC 的发病率与手术类型密切相关，胃空肠吻合术（Billroth II 吻合术）明显高于胃十二指肠吻合术（Billroth I 吻合术）。EBVaGC 较少发生淋巴结转移，五年生存率可达 66.2%，比 EBV 阴性胃癌（EBVnGC）（51.0%）为高，尤其是淋巴细胞间质浸润型胃癌五年生存率可达 87.5%，预后极佳。

EBVaGC 的诊断主要靠内镜和 X 线检查。随着对 EBV 与肿瘤关系研究的深入，对 EBV 相关肿瘤的治疗在抗病毒药物治疗、免疫治疗和单克隆抗体治疗方面取得了一定进展。目前临床上使用的抗 EBV 药物大部分为广谱的抗疱疹病毒和巨细胞病毒的药物。另外通过基因工程制备的 EBV 载体疫苗携有大量线性连接的 EBV 特异性抗原基因序列，当进入患者体内后可表达为多肽，针对 EBV 的 CTL 可特异识别并诱导免疫反应。EBVaGC 主要是手术治疗，术式同一般胃癌，术后化疗目前还无对抗 EBV 阳性胃癌的特异敏感新药。鉴于淋巴瘤和鼻咽癌对放疗敏感，EBVaGC 可能对放疗有效。

20.EB 病毒感染导致胃癌发生的机制目前尚不清楚

研究发现，EBVaG 发生发展过程中涉及多项细胞和分子（遗传与表观遗传）异常，但具体的发生机制尚不明确。

EBVaGC 重要的细胞学异常之一是抗凋亡，EBVaGC 的凋亡细胞和增殖细胞的数量要比 EBVnGC 低得多。Ohfuji 等研究发现，EBVaGC 细胞凋亡和细胞增殖活性分别为 1.8%～2.0% 和 23.7%～40.0%，显著低于 EBVnGC 的 3.3%～3.4% 和 48.0%～48.5%；Ishii 等研究发现，早期 EBVaGC 细胞凋亡数量为 4.4%，显著低于早期 EBVnGC 的 6.5%。

P53 过表达可以反映 *p53* 基因的突变状态，文献中关于 EBVaGC 组织中 p53 过表达的报道不一致，从 p53 阳性细胞占细胞总数的 10%、30%，到 50% 不等。虽然 p53 过表达的衡量标准不一，但所有的研究都认为弥漫性过表达在 EBVaGC 组织中是罕见的（＜ 10%），而在 EBVnGC 组织中相对多见（＞ 30%）。另一方面，p53 在 EBVnGC 中呈散在表达（＜ 10%），可能为野生型的报道较多，尤其见于伴淋巴样间质的胃癌亚型。Ishii 等报道的结果恰好相反，在 EBVaGC 的癌早期阶段 p53 蛋白的散在表达要比 EBVnGC 少见，推测 EBV 感染可能会阻断 p53 的表达，抑制感染细胞的凋亡。

CD8 阳性 T 淋巴细胞在 EBVaGC 中的意义是不明确的。虽然浸润的 T 细胞中包含有识别 EBV 感染上皮细胞的 T 淋巴细胞，然而 T 淋巴细胞浸润也可由癌细胞分泌的免疫调节因子所诱导。使用高密度寡核苷酸阵列，有学者观察到严重联合免疫缺陷小鼠（KT 肿瘤）的 EBVaGC 组织中存在 IL1-β 的表达增加。同样在手术切除的 EBVaGC 的癌细胞中也可检测出 IL1-β 表达。

已有报道与微卫星不稳定性在 EBVnGC 中高频率相比，微卫星不稳定性在 EBVaGC 中则缺乏或罕见，但也有两组病例出现率相近的报道。鉴于 EBVaGC 组织中缺乏微卫星不稳定性或存在 hMLH1 表达的研究发现，有学者提出 EBV 和微卫星不稳定性对胃癌发生的作用可能是相互排斥的。

许多肿瘤相关基因的 DNA 异常甲基化是 EBVaGC 的主要异常改变。Saito 等研究发现，EBVaGC 组织中甲基化指数均显著高于 EBV 阴性对照组，DNA 甲基化的肿瘤调控基因调节细胞周期和凋亡，在 EBVaGC 中尤为显著，DNA 的异常甲基化可能导致 EBVaGC 的发生发展。Fukayama 认为，EBVaGC 的主要异常是表观遗传学异常，即在许多肿瘤相关基因启动子区 CpG 岛甲基化，LMP2A 通过 STAT3 介导上调 DNMT1，促进 DNA 甲基化，考虑这可能是导致 EBV 与被感染细胞之间相互作用的机制。Okada 等通过甲基化特异性 PCR 和亚硫酸氢钠测序的方法发现，*TP73*、*BLU*、*FSD1*、*BCL7A*、*MARK1*、*SCRN1* 和 *NKX3.1* 在 EBVaGC 甲基化频率明显高于 EBVnGC，这些基因抑制肿瘤抑制基因或肿瘤相关性抗原，导致 EBVaGC 的发生发展。

EBVaGC 是胃癌一种特殊亚型，由 EBV 潜伏感染的肿瘤细胞呈单克隆生长组成。EBVaGC 可能的发生顺序为，胃黏膜内某些胃干细胞受到 EBV 感染，通过 LMP2A 表观遗传异常的干细胞出现增生，在其他致病因素相互作用下形成优势克隆生长。EBVaGC 是一个特殊的胃癌亚型，表观遗传方面的治疗可能对纠正细胞异常及诱导 EBV 进入复制期都是有效的。相信随着 EBVaGC 发病机制及诊断治疗研究的进步，更有利于提高胃癌的综合治疗效果。

21. 幽门螺杆菌感染与 EB 病毒相关性胃癌的关系存在争议

近年来，生物因素在胃癌发病中的作用受到了普遍关注，作为生物致癌因素的 *H.pylori* 和 EBV 与胃癌的关系的研究也逐渐得到学者们的重视。

现有的研究结果表明，EBV 可能参与了胃癌的发生发展过程。但是，目前人类对 EBV 的生理特性以及致癌机制的了解还很有限。关于 EBV 与 EBVaGC 的病原性联系普遍存在两种观点：一种观点认为 EBV 感染发生在癌变之前，并且在胃癌的形成中起一定作用；另一种观点认为 EBV 感染发生在癌变之后。支持第一种观点的占多数，持这一观点的学者认为，即使表面看来貌似"正常"的胃黏膜亦可能存在 EBV 感染。EBVaGC 大部分癌细胞均被 EBV 感染，说明 EBV 在胃癌发生发展中起重要作用，但 EBV 感染的胃黏膜不一定都发生肿瘤，可能存在着其他因素的协同作用。在协同因素中研究较为深入的是 *H.pylori*。

EBV 和 *H.pylori* 在胃癌发生发展过程中是否具有协同作用及其具体的协同机制是什么呢？目前只有少数研究对此进行了初步探讨，得出了不同的观点。有研究表明 *H.pylori* 感染后的胃黏膜容易进一步感染 EBV，并最终导致 EBVaGC。刘东屏等研究发现，胃黏膜肠化生组织存在 EBV-LMP 表达，部分肠化生黏膜中存在着 EBV 的潜伏感染，各型肠化生黏膜中 EBV-LMP 表达明显高于正常胃黏膜组织，肠化生黏膜中 *H.pylori* 与 EBV-LMP 表达具有明显的相关性，认为 *H.pylori* 与 EBV 对肠化生的发生发展具有协同作用。张文杰等研究发现，*H.pylori*CagA$^+$株与 EBV 感染呈正相关，*H.pylori*CagA$^+$株和 EBV 对胃癌的发生发展有协同作用。Shukla 等用常规 PCR 和 Q-PCR 技术对胃癌、消化性溃疡和慢性胃炎患者胃黏膜活检组织样本进行分析，发现胃癌、消化性溃疡患者同时感染 *H.pylori* 和 EBV 的感染率远远高于慢性胃炎患者，说明 EBV 和 *H.pylori* 感染与胃黏膜疾病的程度和进展有一定关系。接着，用 Q-PCR 实验检测 *H.pylori* 阳性的胃癌、消化性溃疡和慢性胃炎胃黏膜活检组织样本中 EBV DNA 的复制量，发现胃癌和消化性溃疡患者胃黏膜活检组织中 EBV DNA 的复制量高于慢性胃炎患者，说明 EBV 可能加速了与 *H.pylori* 相关胃癌的发生与发展。但是，进一步的资料分析表明，*H.pylori* 阳性的 EBVaGC 患者和 *H.pylori* 阴性的 EBVaGC 患者胃黏膜活检组织中 EBV DNA 的复制量并没有统计学差异，因此不能说明 *H.pylori* 感染和 EBVaGC 之间的关系。然而，有的学者认为，*H.pylori* 感染在 EBV 致胃癌的发生发展过程中不具有协同作用。Lee 等进行的 Meta 分析结果显示，*H.pylori* 感染并不是 EBVaGC 的危险因素，因为 *H.pylori* 感染率在 EBVaGC 和 EBVnGC 中是一致的。谭美英等认为，*H.pylori* 存在于胃细胞外，*H.pylori* 阳性胃癌主要发生在胃窦，组织学类型以肠型为主，而 EBV 存在于细胞核内，EBVaGC 多数发生在胃体部，它们可能是两条不同的致癌途径，EBVaGC 与 *H.pylori* 感染无明显关系。王代忠等研究也显示，胃癌组织中 EBV 与 *H.pylori* 感染阳性率间无相关性，提示 EBV 和 *H.pylori* 感染可能是致胃癌发生的两个独立危险因素。

所以，目前的研究结果还不能回答 *H.pylori* 感染加强了 EBV 的致癌作用还是 EBV 加强了 *H.pylori* 的致癌作用的问题，*H.pylori* 感染与 EBVaGC 的关系尚不明确，有待进一步研究。

参考文献

1. 中国幽门螺杆菌科研协作组. 张万岱，胡伏莲，等. 中国自然人群幽门螺杆菌感染的流行病学调查. 现代消化及介入诊疗，2010，15（5）：265-270.

2. Malfertheiner P，Megraud F，O'Morain CA，et al. Management of Helicobacter pylori infection-the Maastricht IV/ Florence Consensus Report.Gut，2012，61（5）：646-664.

3. 中华医学会消化病学分会幽门螺杆菌学组 / 全国幽门螺杆菌研究协作组，刘文忠，谢勇. 第四次全国幽门螺杆菌感染处理共识报告. 中华内科杂志，2012，51（10）：832-837.

4. 焦淑娟，哈斯也提·木明，尼加提·热合木. EBV 相关性胃癌研究进展. 中华肿瘤防治杂志，2015，22（9）：728-732.

5. 郭欢，王涛，苏海翔. EB 病毒与胃癌发生的研究进展. 世界华人消化杂志，2013，21（17）：1616-1622.

6. Song H，Ekheden IG，Zheng Z，et al.Incidence of gastric cancer among patients with gastric precancerous lesions：observational cohort study in a low risk Western population.BMJ，2015，351:h3867.

7. Rugge M，de Boni M，Pennelli G，et al.Gastritis OLGA-staging and gastric cancer risk: a twelve-year clinico-pathological follow-up study.Aliment Pharmacol Ther，2010，31（10）：1104-1111.

8. Kodama M，Murakami K，Okimoto T，et al.Ten-year prospective follow-up of histological changes at five points on the gastric mucosa as recommended by the updated Sydney system after Helicobacter pylori eradication.J Gastroenterol，2012，47（4）：394-403.

9. 刘炯，李兆申. 幽门螺杆菌感染与胃癌发生. 中国实用内科杂志，2014，34（5）：538-544.

10. 刘文忠."幽门螺杆菌胃炎京都全球共识"解读. 胃肠病学，2015，20（8）：449-456.

胃癌的病理学

22. 胃癌癌前病变及胃癌癌前疾病

胃癌癌前病变与胃癌癌前疾病是两个既有联系又有区别的概念：前者属于病理学范畴，是指病变处黏膜较正常或其他胃黏膜病变容易发生癌变，包括胃黏膜上皮细胞异型增生和肠上皮化生；而后者属于临床概念，是指一些能引起胃癌发生的危险性明显增加的临床情况或疾病，既包括具有黏膜上皮异型增生的慢性萎缩性胃炎，又涵盖恶性贫血等全身性的疾病或状态。

胃癌常见的癌前病变包括胃黏膜上皮细胞异型增生和肠上皮化生。

（1）胃黏膜上皮异型增生：异型增生又称为不典型增生，是指组织和细胞异常增生从而出现形态结构上改变的一类病变，这些病变具有向恶性转变的倾向。目前国内学者将胃黏膜上皮异型增生分为 5 种亚型：①隐窝型，是最常见的胃黏膜上皮异型增生，主要发生在肠化生腺管的隐窝部，即胃黏膜的深层；②腺瘤型，其特点是在胃黏膜表面形成扁平隆起病灶或半球形隆起病灶，好发在胃窦部；③再生型，是指胃黏膜损伤致使黏膜出现缺损、糜烂、溃疡后，再生修复过程中出现的上皮异型增生；④球样型，多发生在胃固有腺的颈部，也可发生在肠化生腺的陷窝部，这类异型增生与胃的印戒细胞癌关系密切；⑤囊状型，即胃黏膜内异型腺管呈不同程度的囊性扩张，囊壁内衬细胞为肠化生或非肠化生上皮，细胞有异型性，常见变性坏死，有时伴有黏液。根据黏膜上皮细胞的异型程度和累及范围，国内一般将胃黏膜上皮异型增生分为轻、中和重度 3 级：①轻度异型增生，上皮细胞和组织结构的异型性呈现轻微的异型增生，属于可逆性的良性病变；②中度异型增生，组织结构异型与细胞异型较为明显，但仍为良性病变；③重度异型增生，组织结构异型和细胞异型非常明显，判断良性或恶性困难。异型增生的临床意义在于其癌变的危险性。有文献报道，轻度异型增生经适当治疗后约 89% 的病例可以完全消退，仅有 0 ～ 5% 的病例最终发展为胃腺癌；中度异型增生者消退率为 27% ～ 87%，发展至重度异型增生的病例为 4% ～ 40%，而 4% ～ 38% 的病例最终发展成胃癌；重度异型增生者约有 30% 可消退，60% ～ 81% 的病例最终进展为胃癌。

LARC 于 2000 年版《消化系统肿瘤病理学和遗传学》中，把上皮内瘤变的概念引入胃肠道癌前病变和早期癌。上皮内瘤变是一种形态学上以细胞学和结构学异常、遗传学上以基因克隆性改变、生物学行为上以易进展为具有侵袭和转移能力的浸润性癌为特征的癌前病变。WHO 建议用上皮内瘤变代替非典型增生、异型增生和原位癌，将上皮内瘤变分为二级，即低级别上皮内瘤变和高级别上皮内瘤变。低级别上皮内瘤变相当于轻度和中度异型增生，高级别上皮内瘤变相当于重度异型增生和原位癌，上皮内瘤变诊断术语自 2002 年起在国内推广应用，逐步与国际接轨。

（2）肠上皮化生：肠上皮化生（intestinal metaplasia）又称肠黏膜化生，是指正常的胃黏膜上皮被肠型上皮所取代，好发于胃窦部、胃小弯侧，与胃癌的好发部位一致，常见于慢性萎缩性胃炎、胃溃疡边缘和胃癌的癌旁组织。其组织学来源目前尚无一致看法，多数人认为是在胃黏膜更新过程中，由于某些致病因素的作用，使生发区中的多能干细胞向肠上皮分化。

目前，肠上皮化生的分型尚未达成统一。一般来说可按照肠化与肠或胃黏膜相似程度以及肠化上皮组织内黏液性质将肠化生分为完全性（Ⅰ型）和不完全性（Ⅱ型）两型。Ⅰ型肠化生表现为胃上皮变成了正常的小肠上皮，其特征是黏膜含有杯状细胞和有刷状缘的吸收上皮细胞，可出现肠绒毛和隐窝，在隐窝底部出现潘氏细胞。Ⅱ型肠化生时，上皮由杯状细胞和黏液分泌细胞构成，而这时的柱状黏液上皮在形态上与正常的胃黏膜上皮相似，但在组化染色上则不同。Ⅱ型肠化生不出现吸收上皮细胞。该型肠化生可进一步分为Ⅱa 及Ⅱb 亚型。Ⅱa 型的形态及黏液分泌具有胃和小肠的双重特点，杯状细胞含有唾液酸黏液，柱状细胞含有中性黏液；Ⅱb型与结肠黏膜的形态相似，杯状细胞分泌硫酸黏液，很少见到潘氏细胞。亦有人将肠化生细分为完全性小肠型化生、不完全性小肠型化生、完全性结肠型化生和不完全性结肠型化生4型，认为此种分型法能比较全面地反映肠化生上皮的组织细胞学特点。

无论小肠型化生或结肠型化生，都可将化生程度分为轻度、中度和重度3级，划分标准如下：在400倍光镜下3～5个视野，若肠化细胞数量占腺管的1/3以下者为轻度（+），占1/3～2/3者为中度（++），2/3以上者为重度（+++）。亦有人根据肠化生的面积分为0～3级：0级黏膜中不包含肠化病变；1级肠化占黏膜面积的30%；2级肠化的面积介于30%～70%；3级肠化的面积大于70%。随着年龄的增长，肠化的发生率和严重程度亦呈递增的趋势。

胃黏膜上皮中出现轻度的肠化生是一种比较普遍的现象，一般认为是胃黏膜损伤后修复的一种表现。研究发现，小肠型化生主要见于胃黏膜炎症，具有炎症反应的性质，与胃癌的发生无直接关系。虽有研究表明，结肠型化生与胃癌之间有一定的关系，但尚无直接的证据证实。目前可以确定的是，上皮的异型增生是一种癌前病变，因此，当肠化生伴有异型增生，尤其是高级别的异型增生时，应该进行黏液染色和黏液分类，如果证实为不完全性结肠型化生时，要密切随访。

胃癌癌前疾病是指具有胃癌易变倾向的疾病，常见的有慢性萎缩性胃炎、胃溃疡、胃息肉、残胃炎、胃黏膜巨大皱襞症、疣状胃炎和恶性贫血。此群患者发生胃癌的机会增加，是胃癌的高危人群，临床上应重点随访和监护，并进行积极治疗。

23. 胃癌发生是多因素参与、多步骤演变的复杂病理过程

胃癌的发病机制至今不明。大量研究表明，胃癌的发生是多因素参与的复杂过程，主要包括：人口学因素、生活饮食因素、感染因素、遗传因素、社会经济因素、精神因素等。

（1）人口学因素：①胃癌的发病率随着年龄的增加而增加，在我国，40 岁以上人群中胃癌的发病率大幅上升；②与女性相比，男性患胃癌的风险增加 2 ～ 3 倍，男性在除弥漫型胃癌以外的胃癌中发生率均高于女性，尤其是近端胃贲门癌；③白人的胃癌患病率显著低于其他人种，白人贲门癌的患病风险约为其他人种的 2 倍，而患非贲门胃癌的风险则减少 50%；④胃癌种族发病率不同可能与环境因素影响有关；⑤ A 型血人群发生胃癌的可能性高于其他血型人群，可能与 *H.pylori* 感染有关。

（2）生活饮食因素：①吸烟，包括被动吸烟，能显著增加发生胃癌的危险性，据估计 18% 的胃癌发病与吸烟有关，吸烟能使男性烟民发生胃癌的风险增加 1.5 倍以上；②长期大量饮酒是胃癌发病的危险因素，中-重度酗酒能增加胃癌的危险性，尤其是非近端胃癌，但也有不同的意见；③新鲜蔬菜、水果、膳食纤

维的摄入量不足增加患胃癌的风险；④长期高盐饮食的人群中，胃癌发生率显著上升，高盐食品于 2007 年被归为胃癌的高危因子；⑤高亚硝酸盐食物（腌熏煎烤炸食品）的摄入量与患胃癌的风险性显著相关，尤其是对 *H.pylori* 感染者；⑥不良饮食习惯，如不吃早餐、饮食不规律、吃饭速度过快、暴饮暴食、吃剩饭菜是胃癌的危险因素；⑦肥胖症，尤其是 BMI > 25kg/m^2 时，可显著增加胃癌的危险性。

（3）感染因素：① *H.pylori* 已被世界卫生组织列为 I 类致癌因子，*H.pylori* 感染可增加非贲门部胃癌的危险达 6 倍以上；②在世界范围内，约 10% 的胃癌与 EBV 感染有关，主要累及男性、近端胃贲门癌和残胃癌。

（4）遗传因素：胃癌具有一定程度的家族聚集性，胃癌患者的一级直系亲属患胃癌风险比对照组增加 1.5 ～ 3.5 倍。

（5）社会经济因素：社会经济落后地区胃癌的发病率更高，全球 70% 的胃癌患者生活在发展中国家。低收入人群发生远端胃癌的危险性增加 2 倍以上；相比较而言，高收入人群发生近端胃贲门癌的危险性较高。

（6）精神因素：胃癌患者中长期精神压抑者所占比例明显高于普通人群，精神压抑与吸烟、酗酒等不良生活方式关系密切，可以间接增加胃癌的发病风险。此外，良性溃疡是常见的胃癌危险因子，可增加患胃癌的危险性；恶性贫血能使患肠型胃癌的风险增加 6.8 倍；免疫因素、放射暴露、饮用水污染等均可能与胃癌的发生有一定的关联，有待进一步证实。

胃癌的发生是一个缓慢、循序渐进的过程。胃癌在目前可以分为三大类：①近端胃贲门癌，多见于老年男性，与吸烟、肥胖症等关系密切，发病率在近年呈上升趋势；②非近端胃癌（近端胃贲门部以外的胃癌），各年龄段均可发生，男性稍多见，与 *H.pylori* 感染关系密切，组织学上分化较差，以肠型为主，发病率在近年呈下降趋势；③弥漫浸润型胃癌，年轻人多见，无性别差异，多发生在胃体和远端胃，预后很差，可能和遗传因素有关。相比较而言，对近端胃贲门癌和弥漫性浸润型胃癌的癌前病变特点仍知之甚少，这也是目前研究的热点之一。目前绝大多数研究焦点集中在肠型胃癌，初步认为肠型胃癌的发生与 *H.pylori* 感染有关。肠型胃癌的发生是多步骤过程（称为 Correa 通路）：非萎缩性胃炎→萎缩性胃炎→肠上皮化生→异型增生→原位癌→浸润型胃癌，这个过程漫长，大都不可逆转。萎缩性胃炎、肠化生、轻度异型增生、重度异型增生在 10 年内进展为胃癌的概率分别约为 0.8%、1.8%、4.0% 和 33.0%。在这个过程中，存在多种遗传学及表观遗传学变化，深入研究这些变化并采取有效措施阻断 Correa's 级联反应，对预防肠型胃癌的发生具有重要作用。

24. 早期胃癌的定义与临床病理学特征

1962 年由日本内镜协会首先提出早期胃癌的概念，指癌细胞局限于胃黏膜层或黏膜下层，不论病灶大小及是否存在淋巴结转移，至今一直被国内外沿用。

早期胃癌以男性居多，男女之比（2～3）：1。发病年龄大多在45岁以上。除普查发现外，大多数患者均有不同程度的上消化道症状，如不规则上腹部疼痛、嗳气、反酸等，这些症状与常见的慢性良性胃部疾病的症状并无区别。

早期胃癌多发生于胃窦部和胃体部，特别是小弯侧最多，约占83.5%。在各类早期胃癌中，以0-Ⅱc型、0-Ⅲ型、0-Ⅱc+Ⅲ型及0-Ⅲ+Ⅱc型为最多，占早期胃癌的2/3以上。发病年龄与分型有一定关系，年龄越轻，凹陷型越多，随着年龄的增长，则隆起型逐渐增多。隆起型早期胃癌一般比凹陷型为大，微小癌大多为0-Ⅱc型。隆起型早期胃癌多见于胃远端，多为乳头状或管状腺癌，属分化型，局限于黏膜内者淋巴结转移极为少见，但此型癌与血管呈紧密状关系，易发生肝转移，预后差，术后五至十年生存率约为70%。凹陷型早期胃癌多见于胃体部，多为黏液细胞癌或硬癌，属未分化型，不论癌局限于黏膜内或侵及黏膜下层，均可发生淋巴结转移，胃癌与血管呈"疏远状"，血行转移极为少见，预后较好，术后五至十年生存率在90%以上。

研究发现，8.4%～20.1%早期胃癌患者可发生区域淋巴结转移，淋巴结转移率明显低于进展期胃癌，因此容易被临床医生所忽视。早期胃癌的淋巴结转移主要与浸润深度密切相关，黏膜内癌淋巴结转移率为0～6.4%，黏膜下癌为9.7%～24.3%，黏膜下癌明显高于黏膜内癌。肿瘤大小、部位、分化程度、大体类型、脉管癌栓与淋巴结转移相关性的研究结果还不一致，多数研究倾向于癌灶＞3.0cm、低分化、脉管癌栓阳性、凹陷型者淋巴结转移率明显增高。

早期胃癌预后良好，五年生存率在90%以上。早期胃癌的预后与癌侵犯胃壁的深度有关，癌侵犯越深，预后越差，侵犯胃壁的深度每增加一层，则五年生存率平均下降20%左右。有无淋巴结转移是影响早期胃癌预后的独立危险因素之一，在侵犯深度相同的病例中，有淋巴结转移者比无淋巴结转移者预后差。侵及同一深度的溃疡型早期胃癌预后一般较隆起型为好。在隆起型早期胃癌中，侵及黏膜下层者，术后较易复发。在隆起型早期胃癌中，乳头状及未分化型癌较易引起静脉血管内浸润；在凹陷型早期胃癌中，未分化型腺癌及黏液细胞腺癌较易向淋巴管浸润。

早期胃癌的发育时间各家报道不一，短则1～2年，长则可10多年无明显变化。在短期内早期胃癌不会迅速发展为中晚期癌，溃疡型胃癌的一个恶性生命周期至少在6个月以上。癌向胃壁深部浸润的速度比黏膜内浸润的速度为快。不同类型早期胃癌的发展速度不尽相同，一般溃疡型发展缓慢，隆起型发展较迅速。

25. 胃癌分型经历了从大体外观到显微微观的发展历程

胃癌分型经历了大体形态分型，组织病理学分型，再到分子分型的发展历程。

1923 年德国外科医生及病理学家 R.Borrmann 提出一种胃癌大体形态分型方法，称为 Borrmann 分型。此分型主要根据肿瘤在黏膜面的形态特征和在胃壁内的浸润方式进行分类，将胃癌分为 4 型：① Borrmann Ⅰ 型（结节或息肉型），肿瘤向胃腔内生长，隆起明显，基底较宽，境界清楚；② Borrmann Ⅱ 型（局限溃疡型），肿瘤有明显的溃疡形成，边缘隆起明显，基底与正常胃组织所成角度 < 90°，境界较清楚；③ Borrmann Ⅲ 型（浸润溃疡型），肿瘤有明显的溃疡形成，边缘部分隆起，部分被浸润破坏，境界不清，向周围浸润明显，是最常见的类型，约占 50%；④ Borrmann Ⅳ 型（弥漫浸润型），呈弥漫性浸润性生长，难以确定肿瘤边界，由于癌细胞弥漫浸润及纤维组织增生，胃壁呈广泛增厚变硬，称"革囊胃"。近年来，在 Borrmann 分型原 4 型的基础上又增加了 2 型，即将全部早期胃癌叫作 Borrmann 0 型，不能归入以上 4 型者叫作 Borrmann Ⅴ 型。Borrmann 分型是胃癌经典的分型方法，既能反映胃癌的生物学行为，又简洁实用，被国际上广泛采用。

1962 年日本消化内镜协会提出早期胃癌概念，即病变仅侵及黏膜层或黏膜下层，不论病灶大小，不论有无淋巴结转移，至今一直被国内外沿用。早期胃癌根据其浸润的层次又可细分为黏膜内癌（M-Carcinoma，MC）和黏膜下癌（SM-Carcinoma，SMC）。黏膜内癌又可分为 m1[上皮内癌和（或）黏膜内癌仅浸润固有膜表层]、m2（癌组织浸润固有膜中层）和 m3（癌组织浸润固有膜深层或黏膜肌层）。黏膜下癌又可分为 sm1（癌组织浸润黏膜下层上 1/3）、sm2（癌组织浸润黏膜下层中 1/3）和 sm3（癌组织浸润黏膜下层下 1/3）。早期胃癌的内镜下分型采用日本内镜协会的分类法，分为如下 3 型：0- I 型（隆起型）、0- II 型（浅表型）、0- III 型（凹陷型）。0- II 型进一步分为 0- II a 型（浅表隆起型）、0- II b 型（浅表平坦型）、0- II c 型（浅表凹陷型）。同时将病灶最大直径＜ 5mm 定义为微小胃癌，病灶 5 ～ 10mm 定义为小胃癌，胃镜黏膜活检证实为癌，但是手术切除胃标本经全部系列取材也未能找到癌细胞定义为一点癌（超微小癌）。

目前，根据不同的组织学系统对胃癌进行分型，最流行的两种分类方法是 Lauren 分型和 WHO 分型。1965 年北欧病理学家 Lauren 将胃腺癌分成肠型胃癌和弥漫型胃癌两大主要类型，由此形成 Lauren 分型。当肿瘤内两种类型成分相当时称为混合型，对分化极差或难以确定归属时称为未分类肿瘤。该分型不仅反映胃癌的生物学行为，而且体现其病因、发病机制和流行特征，简明有效，常被西方国家采用。肠型胃癌的主要特征是一般具有明显的腺管结构，癌细胞呈柱状或立方体，可见刷状缘、炎性反应、细胞浸润和肠上皮化生，结构类似肠癌，以膨胀式生长。肠型胃癌病程较长，发病率较高，多见于老年男性，预后较好，常被认为继发于慢性萎缩性胃炎；弥漫型胃癌的主要特征是呈弥漫性生长，缺乏细胞连接，一般不形成腺管，分化较差，常常伴有间质纤维组织增生。多见于年轻女性，易出现淋巴结转移和远处转移，预后较差。1979 年，WHO 提出以组织来源及其异型性为基础的国际分型。该系统将胃癌分为：①腺癌，包括乳头状腺癌、管状腺癌、黏液腺癌和黏液癌（印戒细胞癌），又根据其分化程度进一步分为高分化、中分化和低分化 3 种；②腺鳞癌；③鳞状细胞癌；④类癌；⑤未分化癌；⑥未分类癌。该分型可以根据病理学进展、免疫病理学和分子病理学研究的最新进展进行修订，有利于国内外同行间学术交流与数据的对接比较。

现有胃癌病理分型系统众多，但是仍然缺乏公认的能够指导治疗和判断预后的简洁实用的分型标准。因此，全世界各地的学者仍在不断探讨新的分型系统。理想的分型系统不仅要反映生物学特性，而且具有可重复性和临床实用性。近年来，随着基因组学技术的进步，特别是高通量测序和基因芯片技术的发展，允许在高分辨率和分子水平上研究胃癌，使得胃癌分子分型研究取得初步进展，胃癌分子分型基于分子数据谱的分类较传统组织系统分类可提供更准确的疗效和预后预测信息。

26. 在我国肠型胃癌发病率高于弥漫型胃癌

1965 年 Lauren 根据胃癌的组织结构和生物学行为提出将胃

癌分为肠型胃癌和弥漫型胃癌，部分胃癌兼有肠型和弥漫型的特点，被称为混合型胃癌。其中绝大多数（70.0% ～ 80.0%）胃腺癌为肠型胃癌。肠型胃癌的主要特征就是由大小不等的腺样结构形成，以高分化及中分化腺体为主，有时在其浸润前沿可见低分化腺体成分。临床流行病学研究发现，肠型胃癌在亚洲国家如中国、日本患病率较弥漫型胃癌高，我国肠型胃癌的比例约占75.0%，显著多于混合型和弥漫型胃癌。近年来，胃癌的发病率有所下降，尤以肠型胃癌发病率的下降为甚。

肠型胃癌的发病年龄通常在 55 ～ 80 岁，男女性发病比例为 2 ∶ 1，多见于老年男性。肠型胃癌与环境致癌物，如高盐饮食、进食烧烤鱼类、肉类以及饮酒、吸烟等密切相关。吸烟、*H.pylori* 感染是公认的胃癌危险因素，肠型胃癌与 *H.pylori* 感染密切相关。肠型胃癌往往有比较明显的癌前病变，与萎缩性胃炎、肠上皮化生和异型增生癌变有关。

肠型胃癌的发生是多步骤过程，经历非萎缩性胃炎→萎缩性胃炎→肠上皮化生→异型增生→原位癌→浸润型胃癌的漫长过程，其发病机制目前尚不完全清楚。研究发现白介素在胃癌发生中起重要作用，但与肠型胃癌相关的基因多态性主要有两个：*IL1B-511T* 等位基因多态性和 *IL-10-1082C* 等位基因多态性。在肠型胃癌中，LGR5（富含亮氨酸的重复序列 G 蛋白偶联受体 5），备受关注，是 Wnt 通路的一个靶点，是肠源干细胞的潜在标志物，也是新兴的肿瘤干细胞标志物。我国一项关于胃癌 LGR5 的临床研究表明，LGR5 表达与 Lauren 分型、分化程度和 TNM 分期相关，在高中分化、肠型和Ⅰ期、Ⅱ期胃癌中 LGR5 表达更常见；在Ⅲ型、Ⅳ型胃癌中，LGR5 表达明显下降。

肠型胃癌的预后好于弥漫型胃癌和混合型胃癌，可能与高甲基化微卫星不稳定性（MSI-H）和过氧化物酶体增殖子激活受体-γ（PPAR-γ）表达相关；而 HER-2、肿瘤坏死因子 α 诱导蛋白酶 8（TNFAIP8）、胸苷磷酸化酶（TP）表达与肠型胃癌预后不良有关。肠型胃癌患者一般为乳头状腺癌、高分化管状腺癌和中分化管状腺癌，恶性程度低，预后较好；而弥漫型胃癌患者主要为印戒细胞癌、低分化腺癌和黏液腺癌，恶性程度很高，即使早期治疗，患者预后也很差。肿瘤大小、浸润深度、淋巴结转移、肿瘤部位、肿瘤分期是胃癌患者预后的独立影响因素，肠型胃癌患者与弥漫型胃癌患者在以上因素中存在显著性差异；肠型胃癌患者中肿瘤大小＞ 4cm 患者的比率明显低于弥漫型胃癌；肠型胃癌患者的浸润深度中 T3、T4 期患者所占比率低于弥漫型胃癌；肠型胃癌发生淋巴结转移的程度低于弥漫型胃癌；肠型胃癌多发生于胃远端，弥漫型胃癌多见于胃近端；弥漫型胃癌患者肿瘤分期中无Ⅰ期患者，Ⅱ期患者比率少于肠型胃癌，Ⅲ期、Ⅳ期患者比率明显高于肠型胃癌。因此，肠型胃癌患者预后明显好于弥漫型胃癌患者。

我国胃癌高发，且以肠型胃癌为主，深入研究肠型胃癌的发病机制及分子生物学特征，筛选早期诊断、治疗靶点、预后相关的分子标志物，可以更好地识别高危因素，筛选治疗优势人群以及判断预后。

27. 胃癌分子分型研究取得初步进展

对于当前的精准医学而言，现有的胃癌病理分型包括 Borrmann 分型、Lauren 分型和 WHO 分型，对胃癌的临床指导价值十分有限，其组织分型不够细致且缺乏分子水平的科学依据，对于临床治疗的指导性日益弱化。可喜的是，近年来基因组学技术的进步，特别是高通量测序和基因芯片技术的发展允许在高分辨率和分子水平上研究胃癌，由此产生了基于对胃癌分子和基因层面特征分析的新型胃癌分子分型，使得未来基于分子分型的个体化精准治疗成为可能。胃癌分子分型经历了基于环境、遗传分型，从两种基因型、三种基因型、四种基因型，到目前基于甲基化与 microRNA 的胃癌表观遗传学分型，现有的胃癌分子分型可归类为 Shah 分型、Tan 基因分型、新加坡基因分型、TCGA 基因分型和 ACRG 基因分型。

（1）Shah 分型。2011 年 Shah 等通过流行病学、组织病理学、解剖学和分子生物学分析将胃癌分为 3 种亚型：近端非弥漫型、弥漫型和远端非弥漫型。每个亚型均与独特的流行病学相关，遗传危险因素、生活环境以及个体行为在诱发上述 3 种胃癌中扮演着轻重不同的角色。远端非弥漫型胃癌有显著的地区差异，更多见于胃癌高发地域。吸烟、高盐摄入量等环境因素以及高龄、*H.pylori* 感染等临床因素增加患远端胃癌的风险，而服用非甾体类抗感染药（NSAIDs）、多进食水果蔬菜可以降低患癌风险。胃癌家族史、遗传性非息肉病性大肠癌、免疫调节性单核苷酸多态性等遗传危险因素增加罹患非近端胃癌的风险。弥漫型胃癌无明确的环境高危因素，也无已知的癌前病变。流行病学证据显示，*H.pylori* 感染对罹患近端胃癌和远端胃癌的影响是不同的，虽然 *H.pylori* 感染增加罹患远端胃癌的风险，而一些研究发现，*H.pylori* 感染似乎可以减少近端胃癌的发生。

（2）Tan 基因分型。2011 年 Tan 等研究确定了 2 种不同的内在基因型：基因肠型（genomic intestinal，G-INT）和基因弥漫型（genomic difuse，G-DIF）。研究显示，内在亚型与 Lauren 组织分型的一致性仅有 64%，这两种分型被认为存在相关性但又同时存在差异。内在亚型是胃癌患者生存的独立预后因子和疗效预测因子，G-INT 患者的预后明显好于 G-DIF 患者。

（3）新加坡基因分型。2013 年 Lei 等将胃癌分为 3 种基因亚型：间充质型、增殖型和代谢型。不同的亚型具有不同的生物学特性，间充质型胃癌中弥漫型较常见（58.2%），G-DIF 比例更高（92.5%）；增殖型胃癌中肠型胃癌较为常见（73.6%），以 G-INT 较常见（71.2%）；代谢型胃癌中肠型胃癌和弥漫型胃癌的比例相当（53.6% *vs.*40.6%），以 G-INT 较为常见（84.3%）。在分子事件方面，间充质型胃癌表现出低的特征性拷贝数改变（CNA），而增殖型胃癌则出现高的 CNA；另外，在增殖型胃癌

可见 *CCNE1*、*MYC*、*ERBB2* 及 *KRAS* 等基因扩增，3 种亚型均出现较高的 CpG 甲基化，尤其是间充质型和代谢型胃癌，而增殖型胃癌 TP53 变异频率相对更高。该分子分型在临床治疗方面提出两个有前途的发现：5-Fu 类药物对代谢型胃癌尤为有效；PI3K-ALK-mTOR 信号通路对间充质型胃癌特别有效。该分型结果有助于针对不同亚型的胃癌患者选择更具有针对性的治疗方案。

（4）TCGA 基因分型。2014 年，癌症基因图谱（the cancer genome atlas，TCGA）项目组根据关键 DNA 缺陷和分子异常，将胃癌分为 EBV 阳性型（EBV 型）、微卫星不稳定型（MSI 型）、基因稳定型（GS 型）和染色体不稳定型（CIN 型）。4 种亚型有着不同的临床、病理及分子特征：EBV 型较少见，约占 8.8%，多见于男性，好发于胃底或胃体（62.0%），表现为较高频率（80.0%）的 *PIK3CA* 基因突变和 DNA 极度超甲基化，以及 *JAK2*、*CD274* 和 *PDCD1LG2* 基因扩增；MSI 型较常见，约占 21.7%，多见于女性（56.0%）和老年人（中位年龄 72 岁），好发于胃窦或幽门，表现为重复 DNA 序列突变增加，包括编码靶向致癌信号蛋白的基因突变，有 MSI 相关胃型 CIMP、MHL1 超甲基化；GS 型约占 19.6%，大多数（73.0%）属于弥漫型胃癌，初诊时年龄偏低（中位年龄 59 岁），常见有 *CDH1*、*ARID1A*、*RHOA* 基因突变或 RHO 家族 GTP 酶活化蛋白基因融合现象；CIN 型最为常见，约占 49.8%，好发于胃食管结合部或贲门

（65.0%），多属于肠型胃癌，P53 高表达，TP53（73.0%）频繁突变，TP53、APC 发生 LOH 频率高。TCGA 分型提出了新的分子分型，是组织病理学分型的有效补充，该分子亚型表现突出的基因特性，为临床不同胃癌人群的分组、靶向治疗药物的筛选和重要生物标志物的发现提供了指导。

（5）ACRG 基因分型。2015 年，亚洲癌症研究组（ACRG）确定了 4 种分子分型：MSS/EMT 亚型、MSI 亚型、MSS/TP53$^+$亚型和 MSS/TP53$^-$亚型，该分型与不同的分子改变、疾病进展和预后模式相关。① MSS/EMT 亚型常见（80.0%）于弥漫浸润型胃癌（Ⅲ～Ⅳ期），预后最差，发病早，复发频率高（63.0%），复发部位以腹膜种植为主；该亚型的突变率较其他 MSS 群体高。② MSI 亚型主要发生于胃窦部（75.0%），大多数（60.0%）为肠型胃癌，多在早期可被诊断出来（Ⅰ/Ⅱ期），是四种亚型中预后最好且复发频率最低（22.0%）的亚型，复发部位以肝脏为主（23.0%）；该型具有高突变率，常可检测到 *KRAS*（23.3%）、PI3K-PTEN-mTOR 信号通路（42.0%）、*ALK*（16.3%）和 *ARID1A*（44.2%）基因突变。③ MSS/TP53$^+$亚型与 EBV 感染密切相关，预后和复发频率居中，预后好于 MSS/TP53$^-$亚型；MSS/TP53$^+$亚型具有较高频率的 *APC*、*ARID1A*、*KRAS*、*PIK3CA* 和 *SMAD4* 基因突变。④ MSS/TP53$^-$亚型预后和复发频率居中，肝脏转移率较高（21.0%）；具有较高的 *P53* 基因突变率，同时还具备 *ERBB2*、*EGFR*、*CCNE1* 和 *CCND1* 等基因扩增。

ACRG 分型是独一无二的，与之前分型最大的区别在于首次发现了不同分子亚型的生存时间和复发率的显著性差异，得到了分子分型与临床转归的关联数据。

随着基因分析和分子诊断技术的快速发展，胃癌分子分型从2011 年的 2 种发展到 2012 年的 3 种再到 2014 年和 2015 年的 4 种，胃癌分子分型研究取得初步进展。与肺癌、大肠癌和乳腺癌等比较，目前胃癌的分子分型与个体化治疗研究还相对滞后，今后应该开展更多的基础和临床研究，深入研究胃癌遗传学特征和分子分型，实现对胃癌治疗的切实指导性作用。

28. 表观遗传学异常与胃癌的发生发展密切相关

表观遗传学是研究细胞分裂增殖过程中不改变相关基因的DNA 序列而影响相关基因的表达，并且这种改变还能通过有丝分裂和减数分裂进行遗传的一门学科。表观遗传的变化在肿瘤的发生、发展、复发、预测预后的价值已经得到了证实。表观遗传学的范畴包括 DNA 甲基化、组蛋白修饰、非编码 RNA 的改变等。

（1）DNA 甲基化。DNA 甲基化与胃癌之间的关系密切，胃癌中存在很多癌相关基因的甲基化，在胃癌形成的各个阶段都能检测到 DNA 甲基化的存在。Cooper 等研究发现，RUNT 相关转录因子 3（RUNX3）甲基化水平从萎缩性胃炎、肠上皮化生、胃腺瘤、异型增生到胃癌逐渐提高，*RUNX3* 基因甲基化在血清中检测到的水平与胃癌组织中的水平显著一致，提示循环 *RUNX3*

基因甲基化可作为标志物检测早期胃癌并有望用于胃癌的筛查；Lee 等得到了类似的研究结果，发现 P16 错配修复基因 *hMLH1* 和 4 个 CpG 岛（*MINT1*、*MINT2*、*MINT25* 和 *MINT31*）的甲基化水平从慢性胃炎到肠化生、胃腺瘤、胃腺癌逐渐提高，认为检测 *hMLH1* 的甲基化水平可能用于胃癌的早期诊断和筛查；Bemal 等研究发现，*Reprimo* 基因可能是一个潜在的胃癌早期诊断生物标志物。同时，多项研究发现 DNA 甲基化与胃癌的临床病理特征、预后和治疗也密切相关，*P16* 基因启动子 CpG 岛的甲基化状态、*RASSF1A* 基因启动子的甲基化状态与胃癌的临床分期有关；钙黏蛋白基因异常甲基化状态与患者的性别及年龄无关，与胃癌的分化程度、病理类型、浸润深度、淋巴结转移和临床分期有关；*DAPK* 基因甲基化与胃癌的 Borrmann 分型有关；存在 *BNIP3* 和 *DAPK* 基因甲基化的患者总生存期及无进展生存期较短，且对化疗的反应率较低；*P16* 基因甲基化是可以预测胃癌长期复发时间的独立因素等。可见 DNA 甲基化与胃癌发生、发展和预后之间有着密切的关系，进一步研究 DNA 甲基化的机制，全面绘制 DNA 甲基化谱，可能对于胃癌的筛查、早期诊断、疗效预测及预后判断有帮助。

（2）组蛋白修饰。组蛋白修饰往往与其他表观遗传改变共同存在于胃癌，并且组蛋白修饰的形式种类多样，调节着胃癌发生的众多环节，其中以乙酰化、磷酸化和甲基化研究最多。一项极具影响意义的研究发现，密集型 DNA 甲基化通过招募包含组蛋白去乙酰化酶和其他一些染色质修饰因子在内的蛋白复合体致局部组蛋白发生去乙酰化，DNA 从非甲基化到甲基化经历一系列分子事件可导致组蛋白序贯修饰，包括去乙酰化、甲基化及与染色质调节蛋白结合，最终导致基因沉默。研究发现，50% 以上的胃癌组织样品中可观察到抑癌基因 *p21WAF1/CIP1* 启动子区中的组蛋白 H3 和 H4 低乙酰化；约 70% 的胃癌组织中乙酰化组蛋白 H4 表达水平低于癌旁黏膜，提示胃癌组织中普遍存在组蛋白低乙酰化；此外，乙酰化组蛋白 H4 的低表达还与胃癌进展至晚期、肿瘤深部浸润和淋巴结转移存在良好的相关性。另有研究发现，*H.pylori* 可以诱导组蛋白丝氨酸 10（H3S10）磷酸化水平降低，从而调节细胞周期，与 *H.pylori* 诱导胃癌发生相关；组蛋白 H3 的第 9 位赖氨酸（H3K9）三甲基化和胃癌分期以及复发呈正相关，且高水平的 H3K9 三甲基化是胃癌患者存活的独立预后因素。进一步研究组蛋白修饰及其与基因调控的关系，有利于胃癌发病机制研究，开发新的抗肿瘤药物，如去乙酰化抑制剂等。

（3）非编码 RNA 的改变。非编码 RNA 的种类很多，如tRNA、rRNA、microRNA、snRNA 等，其中 microRNA 是目前的研究热点。microRNA 对胃癌的作用途径多种多样，与胃癌的发生发展、治疗及预后均有密切关系。研究发现，miR-451 和miR-486 可能作为血液学检查的手段用以筛查胃癌；miR-574-3p可能成为胃癌早期诊断的生物标志物及潜在的治疗靶点；miR-195 、miR-21 和 miR-212 对于预测胃癌是否发生淋巴结转移具有较高的敏感性和特异性；miR-146a 可能存在抑制胃癌转移治疗潜能；miR-196a 可用于预测胃癌患者的疾病复发；miR-221、miR-451、miR-199a-3p 和 miR-195 可以作为胃癌预后的预测因子等。随着对 microRNA 作用机制的进一步深入研究，有望使microRNA 成为胃癌诊断及预后预测的新的生物学标志物，还可能使其成为药物靶标或模拟其进行新药研发，为胃癌治疗提供一种新的手段。

29. 蛋白质组学可能为胃癌诊断和治疗创造新的契机

蛋白质组学作为一种新的高通量、高灵敏性蛋白质研究技术，已在胃癌临床研究中发挥着重要作用，如在 *H.pylori* 与胃癌的发生，胃癌早期诊断血清标志物，胃癌的增殖分化、浸润转移、耐药性及预后标志物等方面已取得不少进展。

H.pylori 感染与胃癌的发生和 *H.pylori* 的菌株类型及宿主的反应有关。研究发现，只有那些基因突变的菌株才与胃癌的发生密切相关。突变型菌株基因转录发生易位，从而影响蛋白质的修饰，其中 CagA 易位可能就是一个在发病机制中起作用的突变。Cag 阳性的 *H.pylori* 与胃癌的发生密切相关，可能与 Cag 引起的持续炎症反应及干扰正常的促凋亡途径有关；CagA 可以干扰宿主细胞的空泡毒素内吞作用，抑制细胞正常凋亡途径。因此，通过免疫蛋白质组学寻找特异菌株的血清抗原标志，可作为挑选候

选疫苗及诊断和预后的标志物。

蛋白质组学研究还尝试了从胃液和血清中寻找可用于胃癌早期诊断的标志物。一项来自新加坡 Humphrey Oei 肿瘤研究所关于胃液的研究显示了 106 项明显不同的蛋白质组特征，这些特征应用于区别良性病变与胃癌，敏感性为 88%，特异性达 93%。血清学方面亦有类似研究，Ren 等对比胃癌患者术前和术后血清蛋白质谱后发现，血清蛋白质谱中所含的 4 种蛋白质（热休克蛋白 -27、葡萄糖调节蛋白、组抑蛋白、二硫键异构酶 A3 蛋白）均可用于区别正常人与胃癌病例，其敏感性达 95.7%，特异性达 92.5%。另外，一系列的研究发现，血清载脂蛋白 C-Ⅰ和 C-Ⅲ、锰过氧化物歧化酶、IPO-38、CEA4474Da 和 C9 蛋白等均可作为潜在的血清标志物用于胃癌早期诊断或筛查。在上述研究的基础上，寻找一种胃癌患者血液中普遍性、可重复性高的特异性诊断蛋白，仍是胃癌血清蛋白质组学研究的重点。

细胞增殖多与细胞周期相关蛋白及细胞分裂信号传导通路蛋白密切相关。多种蛋白质参与胃癌细胞周期和细胞增殖的调节，研究发现蛋白 14-3-3β/α 参与调节细胞周期；细胞分化周期 CDC42 同源蛋白参与调节钙黏附素介导的细胞-细胞之间的黏附；组抑蛋白参与抑制细胞增殖；有丝分裂捕获抑制蛋白可使胃癌细胞停滞于 G2/M 期，从而抑制细胞增殖；甲硫氨酸可抑制胃癌细胞周期及调节凋亡相关蛋白，抑制胃癌的增殖。另有研究发现，DNA 结合蛋白Ⅱ、核磷蛋白和异质核糖核蛋白 A2/B1 异常表达和位置发生改变主要参与调节胃癌细胞分化；核磷蛋白和异质核糖核蛋白 A2/B1 在胃癌分化过程中与原癌基因 *c-myc*、骨肉瘤原癌基因 *c-fos* 和抑癌基因 *P53* 发生共区域化移位，并通过调节癌基因和抑癌基因的表达影响肿瘤分化。

在胃癌的临床研究中发现，谷胱肽 S 转移酶、膜联蛋白 A2、细胞周期蛋白 ts11、IL-8、热休克蛋白 27 及 Rho 鸟苷三磷酸酶等与胃癌浸润与转移有关；细胞内氯离子通道 1，细胞间黏附信号蛋白（120nt- 连环蛋白、α- 连环蛋白、β- 连环蛋白、整合素 α6、整合素 β4），细胞转移和迁移蛋白（细胞角蛋白、肌球蛋白、S100 钙结合蛋白家族），细胞周期和增殖蛋白（cdc42 和细胞分裂蛋白激酶 6），肿瘤免疫与防御蛋白（半乳凝素 1 和高迁移族蛋白 1）及降解蛋白（蛋白酶 B、蛋白酶 C）与胃癌转移和预后存在相关性。同时，蛋白质组学研究也确认了一些对经典化疗药物耐受的胃癌亚类的标志物，细胞内许多蛋白，包括钙结合蛋白、分子伴侣蛋白、代谢酶、信号转导相关蛋白、转录和翻译相关蛋白、运输蛋白等与胃癌多药耐药均存在相关性，无疑这有助于指导胃癌患者的个体化治疗。

蛋白质组学在胃癌研究上已经取得了许多成果，随着各种实验技术的进步及设备的发展，胃癌蛋白质组学将会从全蛋白质组学水平进一步向膜蛋白质组学、核蛋白质组学、线粒体蛋白质组学等亚细胞器蛋白质组学方向发展，并将为临床诊断和治疗胃癌创造新的契机。

30. 胃癌分子预后标志有望成为新的胃癌预后预测因素

诊断和治疗技术的进步显著改善了早期胃癌总生存率，但晚期胃癌的预后依旧不容乐观。许多因素与胃癌的预后相关，如胃癌的发生部位、组织学分级和肿瘤对淋巴血管的浸润等。不过，在所有因素中，区域淋巴结转移和肿瘤分期可能是影响胃癌患者生存、治疗和预后最有价值的预后因素。目前，手术切除仍是胃癌治疗最合适的选择，而术后 TNM 分期是主要的预后因素。但是，临床上经常发现，相同分期的胃癌患者，即便接受了相同的综合治疗，最终的结果却截然不同。显然，我们亟须新的预测因素以便在 TNM 分期的基础上筛选出存在治疗耐受的高危患者。近几年，胃癌预后分子标志的研究进展迅速，具有较好的临床潜在应用价值。

胃癌中的肿瘤浸润淋巴细胞与患者的预后密切相关。Lee 等发现肿瘤浸润淋巴细胞的类型和密度同胃癌切除术后患者的临床疗效存在相关性，高密度的 CD3[+]、CD8[+] 或 CD45RO[+] 肿瘤浸润总 T 淋巴细胞（细胞毒性 T 细胞和记忆 T 细胞）既是胃癌淋巴转移的一个独立预测因素，又是患者总生存率的独立预后因素之一。EBVaGC 多发生于髓样型胃癌或淋巴上皮型胃癌，常伴有大量的淋巴细胞浸润，EBVaGC 患者预后普遍良好，具体机制不清，不过淋巴细胞，尤其是 T 淋巴细胞浸润，应该在限制癌细胞扩散中发挥了重要作用。

胃癌中存在着大量影响细胞周期演进和细胞凋亡的遗传学及表观遗传学改变，在胃癌发生发展过程中可见到多种细胞周期调节因子的异常表达。15% ～ 20% 的胃癌中存在 cyclinE 基因的扩增，cyclinE 的过表达与胃癌侵袭相关。P53 通过激活抑癌基因 P21 和 P27 的转录，P21 和 P27 蛋白再通过抑制细胞 cyclin/CDK 复合物中的激酶活性以诱导细胞周期停滞，P27^{Kip1} 表达的下调常常与晚期胃癌、肿瘤深度浸润和淋巴结转移显著相关，而 P21 单独或与 P27 共表达则预示预后良好，可以作为胃癌患者生存的一个独立预测因素。虽然单一 P53 是否可作为胃癌预后的分子标志一直来备受争议，但 P53 与 P21 结合却可能是预测胃癌切除术后患者生存率一个有用的分子标记，研究证实，P21 表达的同时 P53 表达缺失与胃癌患者长期生存显著相关，联合检测 P27、P21 和 P53 可为胃癌患者做出更为精准的预后预测。

钙黏蛋白 E-cadherin 参与了胃癌发生。关于 E-cadherin 的多因素分析显示，低水平的 E-cadherin 表达是胃癌的独立预后因素之一。研究发现，胃癌患者血清可溶性 E-cadherin 水平升高，而且血清浓度越高，临床分期越晚，进行姑息 / 保守治疗的可能性越大，手术治疗的机会越小。有趣的是，与原发及转移灶均存在 E-cadherin 表达的患者相比，转移过程中出现 E-cadherin 继发性缺失的患者临床预后较差。胃癌患者细胞核 β 连环蛋白的堆积表达同时有 E-cadherin 表达与预后差相关，E-cadherin/β 连环蛋白复合物某一或某些成分的异常与肿瘤低分化、细胞间黏附功能障碍、肿瘤侵袭性增加及肿瘤恶性进展与转移均相关。另有研究发现，细胞质 CD24 的表达与胃腺癌的肿瘤分期增高（Ⅲ～Ⅳ分期）、浆膜及淋巴管浸润及十年生存率降低有关，细胞质 CD24 表达的弥漫性胃癌，其十年生存率显著低于无 CD24 表达的患者；CD44 变异体（CD44v6）mRNA 水平低的胃癌患者较 mRNA 水平高的患者具有明显的生存优势，检测术前活检标本中 CD44v6mRNA 表达可能有助于预测将来远处转移的状态，弥漫性胃癌患者术前检测可溶性 CD44v6mRNA 血清浓度有助于判断肿瘤进展和预后。

HER-2 表达是胃癌独立的预后因素之一，且 HER-2 染色强度与肿瘤大小、浆膜浸润及淋巴结转移密切相关，无 *HER-2* 基因过表达胃癌患者十年生存率高于 *HER-2* 基因过表达患者。约 3.8% 的胃癌患者中可检测到 *HER-2/neu* 的扩增，而存在 *HER-2/neu* 扩增的患者其平均生存率偏低，肠型胃癌中 *HER-2/neu* 基因扩增率高于弥漫性胃癌，*HER-2/neu* 基因扩增本身即可作为胃癌患者生存率的独立预后因素。目前靶向 HER-2 的人源化单克隆抗体已经应用于 *HER-2/neu* 扩增的胃癌患者临床治疗中，展示了 HER-2 作为胃癌新辅助化疗靶点的开发价值。

MSI 在胃癌中的出现频率介于 15%～38%，依所分析的基因位点数目不同而有差别。研究显示，伴高 MSI 型表型的散发性胃癌的临床病理特点和基因表达谱同低 MSI 型表型的散发性胃癌存在显著差别。高MSI型胃癌好发于胃窦部和老年患者中，以肠型胃癌居多，血清中*H.pylori*检测常为阳性。高MSI型胃癌淋巴结转移发生率较低，*P53*突变较少见，但*TGFβRⅡ*、*Bax*和*hMSH3*等基因的移码突变率较高。胃癌患者多个基因同时甲基化往往提示患者有较长的生存期，但并非胃癌切除术后患者独立的预后指标，也有研究发现MSI状态与胃癌分期存在相关性。

总之，越来越多的证据表明胃癌的分子异常对胃癌进展及预后有着重要影响。在不远的将来，胃癌中特殊分子的表达，如*HER-2/neu*过表达、DNA的MSI或CSC的生物学标志CD44等，可能会被证实与预后或疗效有关，而不依赖于TNM临床分期或组织学类型。

参考文献

1. Ajani JA，Bentrem DJ，Besh S，et al. Gastric cancer，version 2.2013: featured updates to the NCCN Guidelines.J Natl Compr Canc Netw，2013，11（5）：531-546.

2. Isobe Y，Nashimoto A，Akazawa K，et al.Gastric cancer treatment in Japan: 2008 annual report of the JGCA nationwide registry.Gastric Cancer，2011，14（4）：301-316.

3. Waddell T，Verheij M，Allum W，et al.Gastric cancer: ESMO-ESSO-ESTRO Clinical Practice Guidelines for diagnosis，treatment and follow-up.Ann Oncol，2013，24 Suppl 6:vi57-vi63.

4. Japanese Gastric Cancer Association.Japanese gastric cancer treatment guidelines

2010（ver. 3）.Gastric Cancer，2011，14（2）：113-123.

5. 中华人民共和国卫生部医政司. 胃癌诊疗规范（2011 年版）. 中国医学前沿杂志：电子版，2012，4（5）：62-71.

6. 中华人民共和国国家卫生和计划生育委员会. 胃癌规范化诊疗指南（试行）. 中国医学前沿杂志：电子版，2013：5（8）：56-63.

7. Stanley R.Hamilton，Lauri A，Aaltonen．Pathology and genetics of tumours of the digestive system．Lyon：IARC press，2000：8.

8. 国家"863"重大项目"胃癌分子分型与个体化诊疗"课题组. 胃癌病理分型和诊断标准的建议. 中华病理学杂志，2010，39（4）：266-269.

9. 沈建军，胡世莲. 表观遗传学与胃癌关系的研究进展. 中华临床医师杂志：电子版，2011，5（1）：174-177.

10. 李加桩，王凯冰，陈丹，等. 胃癌分子分型研究进展. 中国肿瘤，2016，25（11）：888-892.

11. 谢静，方军，金木兰，等. 胃癌病理分型研究进展. 中国实用内科杂志，2014，34（6）：626-630.

12. 刘霞，杨明，张艳娇. 肠型胃癌的研究进展. 中国肿瘤，2015，24（10）：855-859.

13. 陆俊骏，钱烨，连强. 胃癌遗传学及表遗传学研究进展. 中国医药导报，2013，10（19）：43-46.

14. 黄勤. 从临床病理学角度看胃癌的预防. 胃肠病学，2013，18（11）：641-645.

胃癌筛查是早期诊断与治疗的基础

31. 针对高危人群的筛查是行之有效的方法

筛查是胃癌早期发现与治疗的基础，也是降低胃癌病死率的关键一环。胃癌的筛查策略是：首先确定胃癌的筛查途径，即明确要筛查的目标人群；其次要明确胃癌的危险因素，然后结合胃癌的研究进展情况确定胃癌的筛查方法；最后要及时地跟踪随访和总结。

胃癌筛查途径主要包括自然人群的普查、门诊机会性筛查和高危人群筛查。胃癌在一般人群中发病率较低（33/10 万），且目前尚无简便、有效的诊断方法进行全体人群普查。日本是普查筛选早期胃癌最成功的国家，自 20 世纪 60 年代初开始，日本政府就开展了以胃气钡双重对比造影结合内镜检查的全民普查方法，每年普查人数维持在 300 万～ 500 万，胃癌发现率约为 0.12%，其中早期胃癌约占 50%。国内秦德兴等历经 28 年，在全国 20 多个省市、300 多个县，30 ~ 70 岁人群中筛查 1600 多万人次，胃镜精查 100 多万人次，检出食管癌和胃癌 7766 例，2/3 是早、中期病例。但由于这些胃癌普查方案特异性不高、操作较复杂，需要许多设备和专业人员协同工作，消耗大量的人力、物力和资金，而且由于其是侵入性检查，很多无症状、低胃癌发病风险的患者难以接受，即使日本、韩国等胃癌发病率较高的发达国家亦无法对全体人群进行胃癌普查，这些比较成熟的方法至今未能在世界范围内推广。门诊机会性筛查属于一种被动性筛查，即将日常的医疗服务与目标疾病患者的筛查结合起来，在患者就医过程中，对具有高危因素的人群进行筛查。该策略的优点是经济、不需要额外的花费、患者的依从性好。因此，门诊机会性筛查是目前发展中国家提高胃癌筛查效率及覆盖率的一种切实可行的方法。根据我国国情，我们需要高度重视胃癌的筛查工作，针对胃癌高危人群进行筛查，才是可能行之有效的方法，采用包括 *H.pylori*、血清胃蛋白酶原等指标的初筛后，再进行胃镜检查，做到早期诊断、早期治疗，降低胃癌病死率。

胃癌的发病率随年龄增长而升高，40 岁以下人群发病率较低。多数亚洲国家设定 40 ~ 45 岁为胃癌筛查起始临界年龄，在胃癌高发地区，如日本、韩国等将胃癌筛查年龄提前至 40 岁。我国 40 岁以上人群胃癌发生率显著上升，因此 2014 年《中国早期胃癌筛查及内镜诊治共识意见》建议以 40 岁为胃癌筛查起始年龄。约半数患者可无报警症状，45 岁以下患者发生报警症状

的比例更低，因此不应因无报警症状而排除筛查对象。约 10%
的胃癌表现为家族聚集性，胃癌患者亲属的胃癌发病率较无胃癌
家族史者高 4 倍。根据我国国情和胃癌流行病学，2014 年《中
国早期胃癌筛查及内镜诊治共识意见》推荐符合以下第 1 条和
第 2～第 6 条中任一条者均应列为胃癌高危人群，建议作为筛
查对象：①年龄 40 岁以上，男女不限；②胃癌高发地区人群；
③ *H.pylori* 感染者；④既往患有慢性萎缩性胃炎、胃溃疡、胃息
肉、手术后残胃、肥厚性胃炎、恶性贫血等胃癌前疾病者；⑤胃
癌患者一级亲属；⑥存在胃癌其他高危因素（高盐、腌制饮食、
吸烟、重度饮酒等）。

32. 上消化道钡餐检查是筛查早期胃癌的传统方法

上消化道钡餐是胃癌的一种传统检查方法，是目前唯一可用
于发现早期胃癌的放射学诊断方法。胃癌是起源于胃黏膜上皮的
恶性肿瘤，而胃气钡双重对比造影正是显示胃腔面，即黏膜面结
构；另外，该检查通过引入低密度气体及高密度硫酸钡双重对比
剂，可以大大增强裸眼发现病灶的敏感性，因而是十分适宜用于
早期胃癌筛查的一种检查方法。

应用钡餐检查诊断胃部疾病已有近 100 年的历史，但用一般
传统胃肠检查法来发现早期胃癌、胃的浅小病变仍有较大限度。
1950 年，日本学者白壁彦夫创建了 X 线气钡双重对比造影方法，
并与纤维胃镜检查共同用于人群胃癌筛查。胃气钡双重对比造影

是通过双重对比法、黏膜法、充盈法和压迫法等清晰地显示胃黏膜的细微结构，4 种检查方法可相互补充证实，提高早期胃癌的检出率。对隆起型病变多结合充盈加压法，对凹陷型病变多选用双重对比法，但为了观察凹陷部周围黏膜皱襞情况，常需减少空气量；对表浅型病变，应尽量显示出胃小凹、小沟；有时为了观察胃壁伸缩状态，也采用多量服钡剂的过度充盈法检查。理想的钡剂应粗细不均匀，具有高浓度、低黏度、耐酸碱、抗絮凝和黏附力强的特点。X 线气钡双重对比造影方法的发展包括优质钡剂的开发及造影技术方法的改进等，在日本得到了很好的发展。日本自 1960 年起应用 X 线钡餐检查行胃癌筛查。最初检查应用 8 组小 X 线片，如有异常再行更详细的 11 组 X 线片检查。如 X 线钡餐检查发现可疑病变如胃腔直径减小、狭窄、变形、僵硬、压迹、龛影、充盈缺损、黏膜皱褶变化等，再经内镜检查明确诊断。日本每年用 X 线钡餐检查方法普查大约 500 万人，胃癌检出率为 0.12%，其敏感性为 82.4%，特异性为 77.2%。上消化道钡餐联合胃镜筛查方案成本较高，加之没有采用随机对照试验，无法评价领先时间偏倚、长度偏倚及自身选择偏倚对生存率的影响，无法对单纯 X 线检查及 X 线检查联合胃镜检查的效果得出确切的科学结论，至今世界卫生组织及国际抗癌联盟尚未向其他国家推荐该方法。

上消化道钡餐在我国也非常普及，但因为没有得到很好的重视、发展和应用，对早期胃癌的诊断率仍较低。在我国，胃气钡双重对比造影均由放射科医师进行检查，因为普遍缺乏规范检查方法的训练及胃癌诊断理论的更新，造成所拍摄的图像多数质量差，无法发现早期胃癌。在日本，有专门的协会组织在全国推行规范的检查方法，即日本新胃 X 线造影法，利用气钡双重对比法大范围地显示胃黏膜形态，主要目的在于早期发现微小病变。在技术方面，日本新胃 X 线造影法对于患者体位转换也规定了十分具体和明确的方法和顺序，易于学习和应用。这些成功的做法和经验，值得我们学习和借鉴。

近年来，随着消化内镜技术的普及和发展，总体而言 X 线钡餐检查在中国、日本甚至全世界都似乎呈现一种下降的趋势，胃镜检查已基本取代 X 线钡餐检查，成为最常用的胃癌检查手段。但是，我们应该记住传统的上消化道钡餐和胃镜检查是目前唯一能发现早期胃癌的检查方法。对于早期胃癌的诊断，传统放射学和内镜检查应是互为补充的检查方法，这一原则无论现在还是将来，都应牢记于心！下面专门用一些篇幅描述早期胃癌的 X 线表现，便于年轻医师学习了解，希望不要忘记或者抛弃 X 线钡餐检查这一传统的放射学方法。

早期胃癌的 X 线表现：

0-I 型：充盈相显示病灶区胃壁轮廓有锯齿状不规则充盈缺损，形态较僵直。加压片显示边界清楚的腔内不规则充盈缺损、表面高低不平有结节和多发不规则小龛影。充盈缺损的大小形态可随加压力量的改变而改变，黏膜法和双重对比法病变表面形态显示较差。

0-Ⅱa 型：以双重造影片和加压片显示最佳，表现为黏膜表面多发、簇集、大小不一的结节影，结节间的沟纹粗细极不一致，周围纠集的黏膜有中断；充盈相切线位可见病变区胃壁轮廓毛糙、僵直。黏膜法显示较差。

0-Ⅱb 型：单纯的 0-Ⅱb 型病变一般均处于癌的初始阶段，病灶直径大多< 0.5cm，属微癌，术前 X 线片和胃镜均不能做出诊断。

0-Ⅱc 型：早期胃癌以凹陷型为最多，约占 3/4。其中 0-Ⅱc 型占半数以上，可谓早期胃癌的代表类型，主要 X 线片征象为边缘像上呈轻度管壁不整，柔软度减低或僵硬，是诊断 0-Ⅱc 型的重要依据。具有诊断意义的 X 线片征象有：①龛影表浅，双重对比片上正面观表现为片状淡薄的钡糊影，切线位仅表现为胃壁轮廓毛糙不整；②龛影形状均不甚规则，高分化腺癌病变常无明显边界，低分化或未分化腺癌一般均有较明显的边界；③龛影底部多有结节影，高分化腺癌常为 1 ～ 2 枚孤立结节，低分化或未分化腺癌为多发结节；④龛影周围黏膜纠集可为全周性或部分性，少数较小癌可不伴黏膜纠集，尖端可变细或中断，也可为杵状增粗或两条杵状增粗黏膜互相融合的表现，一般以中断和杵状增粗最多见；⑤胃壁柔软度一般均有降低，表现为胃壁轮廓较僵直，伸展性差或胃角畸形。上述 5 个征象均为非特异性，在实际工作中须综合考虑后做出诊断。

0-Ⅲ型：在充盈相上可显示突出腔外的龛影，加压片上可见龛影口部有 1～2 个指压迹；双重对比片上显示龛影所在的胃壁较僵直，轮廓毛糙，附近黏膜有中断。

混合型：0-Ⅱa+Ⅱc 型病灶范围较大，充盈相上病变处胃壁柔软度不佳，可伴有胃角畸形，甚至胃窦幽门前区呈漏斗样狭窄变形。双重对比片显示腔内不规则结节状充盈缺损，中部有不规则的浅表龛影。加压法检查上述充盈缺损和龛影的形态可变，周围纠集的黏膜有中断或杵状增粗。

0-Ⅱb+Ⅱc 型：充盈相上病变区胃壁轮廓线较僵直；双重对比片显示病变区胃小沟胃小区正常结构消失，代之以不规则的浅小斑片状钡影；加压相显示有部分黏膜纠集和小片状不规则钡糊影。

0-Ⅱc+Ⅲ型：比较特征性的改变为双重对比片上可显示在一密度较深的龛影周围有一片形状不规则、密度很低的钡糊影，其中胃小沟胃小区结构消失。

小胃癌及微小胃癌：充盈相及双重对比片上呈边缘不整的僵硬或轮廓线断裂，失掉完整性，僵直，境界清楚，似刀切样。微小黏膜内癌多僵硬不明显，与正常区域比较，表现为局部显示不调和的舒张状态，隆起病灶的小环状影，表面光滑或有大小不一的结节，凹陷型表现为黏膜小钡斑，或呈线状，相邻的凹陷型病变常称为接吻性病变，有时为不规则的小龛影，周围有颗粒状隆起边缘或不对称的透亮带，病变处可见轻度黏膜扭曲、中断与纠集，局部胃小区形态模糊不清，结构紊乱或破坏。贲门部小胃癌及微小胃癌主要表现为单个小息肉样或数个小息肉样阴影，透视下见食管下端钡剂通过稍慢，贲门舒张度稍差或有痉挛，但当吞服大口钡剂时贲门开放良好，这种现象对诊断极为重要。诊断早期胃癌极有价值的一种 X 线片征象称作边缘毛刺征，表现为立位或卧位充盈相，病变局部呈约 1cm，左右边缘不整齐似毛刺状，或夹有针尖状小龛影。小胃癌与微小胃癌可表现为浅小三角形龛影，很像良性小溃疡，或表现为微小糜烂及瘢痕溃疡。

33. 血清胃蛋白酶原筛查胃癌的诊断价值得到广泛认可

血清胃蛋白酶原（pepsinogen，PG）是胃蛋白酶的无活性前体，根据其生化性质和免疫原性，分为两个亚群：1 ～ 5 组免疫原性近似，称为 PG I，主要由胃黏膜细胞及颈黏液细胞分泌；6 ～ 7 组被称为 PG II，主要分泌于全胃腺体及十二指肠 Brunner 腺，胰腺和前列腺也可少量表达。健康者血清 PG I 含量是 PG II 的 6 倍。因为胃几乎是 PG 的唯一来源，所以血清 PG I 和 PG II 的改变直接反映了胃黏膜不同部位泌酸腺体细胞的状态。PG I 是反映胃泌酸腺细胞功能的指标，胃酸分泌增加时，血清 PG I 水平升高；胃酸分泌减少时，则 PG I 水平降低；PG I / PG II 比值的进行性降低提示胃黏膜萎缩。PG II 升高与胃底腺萎缩、胃上皮化生或假幽门腺化生、异型增生有关；PG II 含量升高提示胃黏膜慢性炎症，这种炎性反应与自身免疫反应相关。近年来研究表明，PG 及其比值的改变对胃部疾病及胃癌的诊断具有一定参考价值。

《中国早期胃癌筛查及内镜诊治共识意见》推荐 PG 检测作为胃癌筛查的方法之一。PGⅠ浓度和（或）PGⅠ/PGⅡ比值下降对于萎缩性胃炎具有提示作用，通常将 PGⅠ浓度 ≤ 70μg/L 且 PGⅠ/PGⅡ比值 ≤ 3.0 作为诊断萎缩性胃炎的临界值，国内高发区胃癌筛查采用血清 PGⅠ浓度 ≤ 70μg/L 且 PGⅠ/PGⅡ比值 ≤ 7.0。但需要注意的是，当萎缩仅局限于胃窦时，PGⅠ浓度和 PGⅠ/PGⅡ比值正常。血清 PG 水平在短时间内较为稳定，可每 5 年左右重复进行检测。

国内一项关于 PG 的对比研究表明，PGⅠ浓度 ≤ 70μg/L 和 PGⅠ/PGⅡ比值 ≤ 6.0 时，lPG 对胃癌预测的敏感性和特异性分别是 62.1% 和 94.2%。Enomoto 等通过对胃癌筛查的横向对比显示，PG 检测能够发现数字化钡剂造影难以发现的早期肠型胃癌，但对弥漫型胃癌不敏感。Shikata 等在 14 年的纵向对比研究中，通过对 2446 例患者 PG 检测结果进行对比，认为 PG 可以较好、准确地反映胃黏膜功能，PGⅠ和 PGⅠ/PGⅡ比值明显降低提示与肠型胃癌高度相关，但与弥漫型胃癌相关性不大。日本有一项 10 年纵向研究报道，采用 PGⅠ浓度 ≤ 70μg/L、PGⅠ/PGⅡ比值 ≤ 3.0 作为截点值筛选通过级联发生的胃癌是一个比较准确的方法；同时发现另一组胃癌患者，无胃黏膜萎缩，由 PGⅠ浓度 >

70μg/L、PGⅠ/PGⅡ比值≤3.0筛选，趋向于发展成弥漫型胃癌。Ito等对已经确诊的42例弥漫型早期胃癌患者进行PG检测，发现PGⅡ≥30ng/L是其危险因素，认为高含量的PGⅡ和弥漫型胃癌显著相关。贺超奇等以PGⅠ浓度≤70μg/L、PGⅠ/PGⅡ比值≤3.0为阳性标准，发现血清PG阴性患者比阳性患者淋巴结转移率、远处转移发生率较高，并且PG阴性与胃癌高临床分期显著相关，提示血清PG阴性是胃癌预后不良的独立预测因子。国内相关研究表明，通过检测血清PGⅠ、PGⅡ的水平及动态观察PGⅠ/PGⅡ比值的变化，对胃溃疡和溃疡性胃癌的鉴别诊断具有重要的临床意义。马颖杰等研究显示，进展期胃癌组与早期胃癌组比较，PGⅠ、PGⅠ/PGⅡ比值显著下降，提示PGⅠ、PGⅠ/PGⅡ比值可以作为检测胃癌预后的指标。Iino等认为血清PG检测作为一种非侵入性手段，通过手术前后患者PG水平的变化，可以动态监测内镜下治疗早期胃癌后病情的进展与否。

早发现、早诊断、早治疗是提高胃癌患者生存质量、降低病死率的重要途径。目前临床上缺乏理想的筛查胃癌及胃癌前病变的生物学指标。利用PG进行早期胃癌普查及胃癌预防干预已经在日本施行多年，积累了一定的经验，其诊断价值亦得到了广泛认可。PG检测作为一种有效的筛查手段具有以下优点：①不需胃镜检查，患者易于接受；②可多次检测，便于动态监测病情；③检查费用低，适用于大范围筛查，筛选出胃癌高危人群，结合胃镜检查，提高早期胃癌的检出率。另外，随着临床研究的不断深入，血清 PG 检测有可能成为一种鉴别胃癌分型及良性、恶性胃溃疡的参考手段，为临床判断患者病情提供依据。

34. 早期胃癌"ABC"筛查法

血清 PG 是监测胃黏膜病理进展及胃癌的可靠标志物之一。但是，血清 PG 指标只适合用于从萎缩性胃炎（包括肠化生）进展到胃癌者，不适合用于无萎缩的胃癌患者的筛查。H.pylori 是胃癌的致病因素之一，检测血清抗 H.pylori-IgG 抗体对胃癌早期筛查和诊断具有很大的应用价值。但是，由于对血清 H.pylori 检测对胃癌患者的敏感性和特异性的报道高低不一，存在一定的局限性，学者们认为单独 H.pylori 检测对胃癌的检出率很低，所以开展胃癌的早期筛查应该结合其他特异性指标来共同判断。国内外多项研究表明，H.pylori 感染能够显著影响血清 PG 的水平。

2011 年，Miki 报道了将血清 PG 和 H.pylori 检测与胃镜检查结合的筛查策略，并提出了"ABC"筛查法。以血清 PG 和 H.pylori 抗体作为依据，对 1994—2002 年 5209 例人群胃癌筛查结果进行分析，分为四组：A 组 H.pylori（−）PG（−），B 组 H.pylori（+）PG（−），C 组 H.pylori（+）PG（+），D 组 H.pylori（−）PG（+），发现胃癌风险依次增加，并据此给出不同的内镜随访建议；2007—2009 年在东京采用此方法连续对 48073 例人群跟踪，将 PG I 浓度 ≤ 70μg/L 且 PG I /PG II 比值 ≤ 3.0 定为 PG（+），血清抗 H.pylori 抗体滴度 ≥ 10/ml 定为抗 H.pylori 抗体（+），根据血清 PG 和抗 *H.pylori* 抗体结果把随访人群分成四组。其中，A 组 35 177 例，B 组 7883 例，C 组 4489 例，D 组 524 例，6965 例患者建议行内镜检查，3921 例患者接受了内镜检查，发现胃癌 23 例，18 例为早期胃癌，早期胃癌诊断率高达 78%。研究表明，"ABC" 筛查法采用 PG 检测结合抗 *H.pylori*-IgG 抗体检测可以广泛地应用于胃癌高危人群的筛查，根据患者罹患胃癌的危险程度，将患者分为四组，确定高危人群，配合内镜进行第二次筛查，既克服了单独应用 PG 法难以筛查 PG 阴性胃癌的高危人群，有效提高了早期胃癌特别是弥漫型胃癌的检出率，也提高了检测效率，为大范围筛查提高了筛查人群。

2014 年《中国早期胃癌筛查及内镜诊治共识意见》直接采用了 "ABC" 筛查法。根据血清 PG 检测和抗 *H.pylori* 抗体检测结果可有效对患者的胃癌患病风险进行分层，胃癌风险分级 A 级：PG（−）*H.pylori* 抗体（−）；B 级：PG（−）*H.pylori* 抗体（+）；C 级：PG（+）*H.pylori* 抗体（+）；D 级：PG（+）*H.pylori* 抗体（−）。根据胃癌风险分级，A 级患者可不行内镜检查，B 级患者至少每 3 年行一次胃镜检查，C 级患者至少每 2 年行一次胃镜检查，D 级患者应每年行一次胃镜检查。本部分检测不针对食管胃交界部癌（贲门癌）。

然而，"ABC" 筛查虽然根据 PG 和 *H.pylori* 检测对人群的胃癌风险进行分层并采取相应的随访措施，但是还存在一定缺陷：① *H.pylori* 感染主要作用于癌变的起始阶段，*H.pylori* 感染可引起 PGⅠ、PGⅡ水平升高。"ABC"筛查法中 PG 的结果判定仅考虑了 PGⅠ和 PGⅠ/PGⅡ比值水平减低的因素，忽视了 PGⅠ、PGⅡ水平升高提示的疾病风险。近年有研究显示，"ABC"筛查法分组中，A 组包括了相当数量的具有潜在胃癌风险的萎缩性胃炎病例，这些被忽略人群的潜在胃癌风险如何，需要进一步探讨。②目前采用快速检测法（胶体金法）检测 *H.pylori* 感染情况，但由于不同区域人群对于现症感染条带抗体的反应存在差异，即使现症感染条带阴性也无法判断其目前未受感染，这一方法在敏感性和特异性方面存在局限性，会直接影响胃癌早期筛查的结果。③在胃癌前状态的早期阶段根除 *H.pylori* 感染，能够明显促进病变的逆转，而当病变进展到肠化生、异型增生阶段，根除 *H.pylori* 感染也没有明显的促进病变逆转的作用。"ABC"筛查法采用血清抗 *H.pylori* 抗体检测，不能反映 *H.pylori* 根除治疗的情况，无法区分现症感染和既往感染，导致 *H.pylori* 阳性率的差异，从而影响胃癌风险分级。

利用"ABC"筛查法进行早期胃癌普查在日本积累了相当多的经验，其临床价值得到了充分肯定，大大提高了早期胃癌的检出率。PG 检测及"ABC"筛查法在我国还未普及，建立国家级的胃癌筛查计划，开展大样本、多中心和前瞻性的筛查研究，迫在眉睫。

35. 胃泌素 17 检测可反映胃窦部黏膜萎缩情况

胃泌素（gastrin，G）是一种重要的胃肠道肽类激素，于 1905 年由英国学者 Edkins 首先发现并命名。胃泌素由位于胃窦和十二指肠近端黏膜的 G 细胞合成及分泌。其合成经历了由胃泌素原、甘氨酸延伸型胃泌素到成熟胃泌素的阶段，前两种胃泌素合成的中间产物是未酰胺化的胃泌素，而成熟胃泌素是酰胺化的胃泌素。酰胺化胃泌素包括 G17、G34、G14、G6、G52、G71，其中 G17 是胃窦中胃泌素的主要形式，为进餐后血液中胃泌素的主要形式；G34 是十二指肠中胃泌素的主要形式，是介于两餐之间胃泌素的主要形式。胃泌素与胃泌素受体结合后通过一系列信号转导而发挥生物学效应。

G17 对调节消化道功能和维持其结构完整具有重要作用。血清 G17 的生物学功能主要为促进胃酸分泌和促进胃黏膜上皮多种类型的细胞（肠嗜铬样细胞、胃腺颈部细胞等）的增殖和胃壁细胞的分化。当胃窦黏膜发生萎缩性改变时，G 细胞数量下降，血清 G17 水平降低。因此，血清 G17 水平可作为胃窦部黏膜萎缩情况的血清学标志物。Vaananen 等研究发现，G17 的血清学检测用来诊断慢性萎缩性胃炎与内镜活检方法得到的结果高度一致，随着萎缩程度逐渐加重，G17 水平明显下降。G17 可提示胃黏膜萎缩的部位以及萎缩的程度。有研究表明，轻度萎缩性胃窦炎患者 G 细胞数目轻度减少，但 G 细胞分泌功能增强，代偿了 G 细

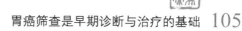

胞数量的不足，此时如合并 *H.pylori* 感染，可促使胃泌素分泌增多，胃酸分泌也增多，而高胃酸又会抑制血清胃泌素的分泌，因此，血清胃泌素含量无明显变化。胃黏膜中-重度萎缩时，在腺上皮受损的同时，必然会损伤 G 细胞，从而导致 G 细胞数目出现明显下降。此时 G 细胞分泌功能的增强代偿不了其数量的减少，即便 *H.pylori* 感染阳性率增高也不能刺激 G 细胞释放胃泌素。胃体萎缩时，因胃酸分泌减少，对 G 细胞的抑制作用减弱，负反馈调节机制使胃窦 G 细胞分泌胃泌素增多，从而使其促进胃酸分泌。当黏膜萎缩累及全胃时（多灶性慢性萎缩性胃炎或全胃炎），G17 水平略高于胃窦萎缩，但仍高于胃体萎缩。

　　H.pylori 在胃窦部生长引起的局部炎症可影响 G17 的释放。动物实验显示，蒙古沙鼠感染 *H.pylori* 野生菌株 B8 后，32 周出现高胃泌素血症。唐新华等研究发现，萎缩性胃炎中 *H.pylori* 阳性患者血清 G17 含量明显高于 *H.pylori* 阴性者，*H.pylori* 根除后血清 G17 含量显著下降。甄丽影等研究表明，在多灶性萎缩性胃炎中随着萎缩程度的加重，*H.pylori* 阳性率逐渐升高，血清 G17 水平逐渐降低。提示血清中 G17 不仅仅受 *H.pylori* 感染的影响，其原因可能是 *H.pylori* 长期感染导致胃窦部 G 细胞数量减少，从而引起 G17 降低的程度大于 *H.pylori* 释放的炎症介质使 G17 升高的程度。目前 *H.pylori* 感染引起高胃泌素血症的原因尚未完全明确，可能是因为 *H.pylori* 感染释放尿素和产生氨使胃窦黏膜表面 pH 升高，破坏了胃酸对胃泌素的反馈作用，从而使得胃窦

G 细胞释放胃泌素增加。也可能是由于 *H.pylori* 产生空泡毒素、*H.pylori* 减少生长抑素释放、*H.pylori* 刺激胃黏膜上皮细胞释放一系列细胞因子等原因。

慢性萎缩性胃炎被认为是肠型胃癌的癌前病变。以胃窦为主的慢性萎缩性胃炎患者患胃癌的危险性较正常人高 18 倍，若胃窦和胃体均存在黏膜萎缩，则其危险性高达正常人的 90 倍。因此，慢性萎缩性胃炎的及时诊断、积极治疗和定期随访对防治胃癌具有重要意义。G17 检测可以反映胃窦部黏膜萎缩情况，为慢性萎缩性胃炎的筛查、诊断、疗效评估、随访和预后监测提供了无创、方便、快捷、费用低廉的有效方法。血清 G17 水平取决于胃内酸度和胃窦部 G 细胞数量。因此高胃酸以及胃窦部萎缩患者的空腹血清 G17 浓度较低。与血清 PG 检测相结合，血清 G17 浓度检测可诊断胃窦（G17 水平降低）或仅局限于胃体（G17 水平升高）的萎缩性胃炎。因此，建议联合检测血清 G17、PG Ⅰ / PG Ⅱ 比值和 *H.pylori* 抗体，以增加评估胃黏膜萎缩范围和程度的准确性。

36. 胃黏膜"血清学活检"指标可综合评估胃癌 / 胃疾病发病风险

30 余年前，美国学者 Samloff 首次提出 PG Ⅰ、PG Ⅱ 水平可以反映胃底黏膜的形态和功能，起到"血清学活检"的作用。时至今日，随着技术的发展和研究的深入，胃黏膜"血清学活检"

概念及内涵逐渐明晰。胃黏膜"血清学活检"已不仅仅限于检测 PGⅠ、PGⅡ，它的概念已外延为利用血清标本检测胃黏膜细胞分泌的酶类、激素、黏液、胃酸、感染性反应因子及外源性抗原物质等以评估全胃黏膜的功能状态、感染情况及病变的部位。可用于胃黏膜"血清学活检"的指标涉及上述各个层面。例如，反映胃底体黏膜分泌功能状态的 PGⅠ、内因子及其抗体；反映全胃黏膜分泌功能状态的 PGⅡ及 PGⅠ/PGⅡ比值、黏蛋白；反映胃窦黏膜分泌功能状态以及胃生理负反馈调控变化的胃泌素及反映外源性感染因子及机体对其应答状态的 *H.pylori* 抗体和 EBV 抗体等。目前受到广泛关注且已实际应用的胃黏膜"血清学活检"指标主要包括 PGⅠ、PGⅡ、G17、*H.pylori*-IgG，这四项指标的动态变化与不同部位胃黏膜的分泌状态、功能变化及感染情况密切相关。近年来，国内外学者相继利用上述指标组成的胃黏膜"血清学活检"进行胃癌及其癌前病变筛查，取得了一定成效。目前，胃黏膜"血清学活检"在早期胃癌及胃癌前疾病筛查中的作用受到越来越多的关注并开始得到肯定。胃黏膜"血清学活检"指标用于胃癌高危人群筛查，具有简便、无创、快速、高效、提示胃镜精查靶标、动态随访胃病患者等多种优势。《2014年中国早期胃癌筛查及内镜诊治共识意见》建议，联合检测血清 PGⅠ、PGⅡ、PGⅠ/PGⅡ比值、G17、*H.pylori* 抗体进行初筛，以增加评估胃黏膜病变范围和程度的准确性，根据血清学检测结果对患者的胃癌患病风险进行分层，并决定进一步胃镜精查及胃镜下治疗策略。

胃黏膜"血清学活检"四项指标在临床应用中需行联合分析：①根据血清 *H.pylori*-IgG 判定是否存在 *H.pylori* 感染；②根据血清 PG Ⅰ 、PG Ⅱ 计算 PG Ⅰ / PG Ⅱ 比值；③根据血清 PG Ⅰ 、PG Ⅰ / PG Ⅱ 比值判断胃泌酸情况；④根据血清 PG Ⅰ 、PG Ⅱ 、PG Ⅰ / PG Ⅱ 比值及空腹 G17 推断胃黏膜病变情况；⑤综合分析评估胃癌 / 胃疾病发病风险。根据"血清学活检"各项指标的不同组合结果，可以提示三类胃疾病的风险状态，即胃黏膜功能正常、胃癌低风险以及胃癌高风险。血清 PG 和 G17 水平联合变化与胃黏膜萎缩性病变即萎缩部位密切相关：发生胃体萎缩性胃炎时，血清 PG Ⅰ 、PG Ⅰ /PG Ⅱ 比值显著降低，而 G17 水平因低酸所致反应性升高；胃窦萎缩性胃炎主要导致血清 G17 水平降低，PG Ⅰ 和 PG Ⅰ /PG Ⅱ 比值变化不显著；肠型胃癌早期，可见血清 PG Ⅰ 、PG Ⅰ /PG Ⅱ 比值显著降低。

胃黏膜"血清学活检"并不等同于真正的胃镜胃黏膜活检，不能完全以胃镜活检标准来衡量"血清学活检"结果。胃镜活检主要反映局部胃黏膜的形态学改变，而"血清学活检"则客观反映全胃黏膜功能状态，非局灶性指标。"血清学活检"作为功能学指标，可以更早、更全面地反映胃黏膜分泌功能状态的变化，更多的是起到初筛预警、疗效评估以及长期监控的作用。胃黏膜"血清学活检"指标用于胃癌及胃癌前疾病筛查的敏感性和特异性差异较大，对其评价褒贬不一。应当说明，敏感性和特异性往往不能"双赢",作为初筛方法,首先应当考量其敏感性以降低漏诊率,同时提高特异性以降低误诊率。

作为一种初筛手段而非最后诊断,对胃黏膜"血清学活检"应用范围的合理定位以及检测结果的正确解读对临床推广应用至关重要。胃黏膜"血清学活检"涉及的多项指标互为补充,在解读时应综合考虑,全面评价。PGⅠ、PGⅡ、PGⅠ/PGⅡ比值、G17 和 *H.pylori*-IgG 与不同胃疾病的相互关系以及疾病部位及类型的精细判定、PGⅡ临床辅助诊断意义的探讨、G17 在胃癌高风险个体识别中的作用及其餐前餐后检测的差异变化与临床意义、*H.pylori*-IgG 定量检测的应用均需要进一步深入研究和临床验证。随着胃黏膜"血清学活检"指标的推广应用,胃癌早期诊断、胃黏膜功能状态评价水平将会得到快速提高。在此基础上,进一步研发更加特异的指标,并与不同分泌机制的标志物联合,可能会获得更好的胃癌筛查敏感性与特异性,提高应用价值,拓宽应用领域。

37. 肿瘤标志物联合检测可以提升早期胃癌诊断的敏感性和特异性

肿瘤标志物是指特征性存在于恶性肿瘤的肿瘤细胞,或由于恶性肿瘤细胞异常产生的物质,或是宿主对肿瘤的刺激反应而产生的物质,能反映肿瘤的发生、发展,监测肿瘤对治疗反应的一类物质。肿瘤标志物存在于人体组织、血浆或其他体液中,其水平反映了肿瘤的发生和发展过程及肿瘤相关基因的激活或失活程度。肿瘤标志物按其自身的性质分类可以分为：胚胎抗原性标志物、糖类抗原标志物、蛋白质标志物、酶类标志物、激素及细胞因子类标志物、基因标志物、其他肿瘤标志物等。

常见的胚胎抗原性标志物有癌胚抗原（CEA）、甲胎蛋白（AFP）、胰癌胚抗原（POA）、鳞状细胞抗原（SCCA）等。糖类抗原标志物分为高分子黏蛋白和血型类抗原两大类。高分子黏蛋白有 CA125、CA15-3、CA549、DU-PAN-2、MG7Ag 等；血型类抗原有 CA19-9、CA19-5、CA50、CA72-4、CA242、SCCA 等。蛋白质标志物包括 E- 钙黏蛋白、细胞角蛋白 18（CK18）片段、血清颗粒体蛋白（GRN）、再生基因家族（REG）4 蛋白、分泌蛋白 Dickkopf-1、三叶草因子家族蛋白质（TFF）。酶类标志物主要包括基质金属蛋白酶（MMPs）、谷胱甘肽转移酶（GST）和端粒酶（TLMA）。激素类指标主要有 G-17、血管内皮生长因子（VEGF），是主要的细胞因子类标志物，胃癌细胞产生各种血管生长因子，包括 VEGF、IL-28、IL-1、胰岛素样生长因子（IGF）、基础纤维母细胞生长因子（bEGF）和血小板来源的内皮生长因子（PD2ECGF）。*RAS* 基因与 *p53* 基因成为目前胃癌基因标志物中的研究热点。

CA72-4 是目前公认较好的胃癌相关肿瘤标志物，此外，CA19-9、CEA 在胃癌诊断中具有一定价值。一项系统文献检索以"胃癌""肿瘤标志物"为关键词，筛选出 4925 篇相关文献，其中 187 篇文献包含 CEA、CA19-9 数据，有 19 篇包含 CEA、CA19-9、CA72-4 数据，这 3 种肿瘤标志物阳性检出率分别为 21.1%、27.8%、30.0%，与肿瘤分期及患者生存率相关，CA72-4 检出率最高。研究发现，单独采用某项肿瘤标志物进行检查的阳性率低，敏感性也较差，而联合其他指标共同判断，可以提高阳性率和敏感性，弥补单一标志物的不足。丁志祥等进行的胃癌患者血清 CEA、CA19-9 和 CA72-4 联合检测的临床意义研究中，检测血清 CA72-4 对胃癌的敏感性为 44.2%、特异性为 93.5%，准确性为 71.7%。付明生等研究了联合检测 PGⅠ/PGⅡ比值和 CA72-4 的诊断价值，当血清 PGⅠ/PGⅡ比值 =2.78 时，诊断胃癌的敏感性为 72.7%，特异性为 77.2%；当 CA72-4 为 15.77U/ml 时，诊断胃癌的敏感性为 88.9%，特异性为 97.2%，PGⅠ/PGⅡ比值联合 CA72-4 诊断胃癌阳性率为 89.0%。Van 等报道 MG7Ag 在胃癌组织中有 80%～94% 的阳性表达率，显示较高的敏感性和特异性。李永强等用 MG7Ag ≥ 6U/ml 为胃癌的诊断标准，诊断敏感性和特异性为 75% 和 60%。吴瑾等对胃黏膜存在病变患者（其中含有胃癌患者）联合检测 MG7Ag 和 PG，结果胃癌患者血清 MG7Ag、PGⅠ、PGⅡ三者联合检测的阳性率明显高于两两检测的阳性率，达 93.6%；而两两联合检测的阳性率又明显高于单一指标检测；提示三者联合检测是可用于临床的较好的联合检测方法，有望提高胃癌的诊断水平。

随着现代医学技术的快速发展，发现与胃癌相关的血清学肿瘤标志物越来越多，但其敏感性和特异性高低不一，理想的血清学肿瘤标志物应该具有敏感性高和特异性强的特点。大量研究结果显示，联合检测多种血清学肿瘤标志物诊断胃癌及胃癌前病变的敏感性和特异性明显高于单一指标的检测。因此，在胃癌筛查研究中，进一步开展胃癌相关血清学肿瘤标志物的联合检测效果评价，筛选出早期胃癌和胃癌前病变各自敏感性高和特异性强的血清学肿瘤标志物组合，有望进一步提高胃癌的早期诊断率，降低误诊和漏诊率，同时为胃癌患者预后判断和复发检出等提供更为简便、无创、费用低廉的方法。

38. 胃癌"液相活检"的实用价值已初见端倪

通常，只有电子胃镜检查和外科手术的活检标本才可用于检测胃癌相关的分子水平上的改变，但传统的组织活检病理有诸多的限制，如单处取材无法体现异质性、单次活检无法实现动态监测等。因此，如果能够研发一种非侵入式的检测方法在血液中获取生物标志物，实现监测胃癌的发生发展并能反馈药物治疗的反应，克服传统组织活检病理的缺点，无疑具有重大意义。基于此想法，"液相活检"的概念应运而生，而循环肿瘤细胞（circulating tumor cells，CTC）和细胞外游离核酸（cell-free nucleic acids，cfNAs）的发现使"液相活检"从理想变为了现实。

自 Ashworth 在 1869 年第一次发现 CTC 以来，研究者们对 CTC 的关注从未间断，已在不同实体瘤患者血液中验证了 CTC

的存在。目前 CTC 分离富集的主流方法有物理法和免疫学法两种，物理法主要根据 CTC 大小、密度、电荷、迁移变形能力等进行分筛，免疫学法则通过 CTC 表面携带的特定结合位点进行抗原抗体反应来进行获取，所获得的 CTC 通过 PCR、FISH、标记抗原识别等技术进行鉴定。循环肿瘤细胞在胃癌研究中的作用主要包括利用 CTC 寻找胃癌易感基因和利用 CTC 监测胃癌两个方面。①利用 CTC 寻找胃癌易感基因：获得 CTC 后，反转录聚合酶链反应（RT-PCR）和定量反转录聚合酶链反应（qRT-PCR）是发现易感基因的主要研究手段。迄今为止，已经发现的胃癌易感基因主要有人端粒酶反转录酶（hTERT）、细胞角蛋白（CK）家族、CEA 和黏蛋白（MUC1）等。在此基础上，Wu 等发明了一种高通量比色膜阵列，能够同时检测四种标志物，可以敏感地预测胃癌患者的总生存率和术后复发转移率。最近，非编码 RNA 如 microRNA 和 Piwi-interacting RNAs（piRNA）被证实在肿瘤发生发展中表达异常，这一特异性改变有望成为胃癌 CTC 检测的突破。②利用 CTC 监测胃癌：研究发现，CTC 可以作为临床预后指标。Hiraiwa 等发现外周血中 CTC ≥ 2 组总生存率显著低于 CTC < 2 组；Matsusaka 等发现 CTC ≥ 4 组的化疗患者总生存期和无进展生存期要显著短于 CTC < 4 组；提示 CTC 水平可能与化疗药物治疗反应有关。Pituch-Noworolska 等对围手术期胃癌患者外周血 CTC 水平进行了动态监测，研究发现术后 CTC 水平较术前明显降低，术中 CTC 水平还有增加的现象，提

示 CTC 可能可以作为监测肿瘤动态变化的生物标志物。

细胞外游离核酸（cell-free nucleic acids，cfNAs）包括 DNA、RNA、microRNA 等组成。关于 cfNAs 的来源有被动释放和主动释放两种主要学说，被动释放学说认为 cfNAs 主要来源于凋亡和坏死的细胞；主动释放学说认为肿瘤细胞通过释放 DNA 入血，有远处的特定靶细胞负责接收；还有学者推测 cfNAs 来源于 CTC，但两者的数量级别并不对等；以上观点存在较多争议，尚缺乏足够证据支持。cfNAs 在胃癌研究中的作用，主要包括以下 4 个方面：①利用细胞外游离 DNA 监测胃癌。Lee 等在 2002 年首次报道了死亡相关蛋白激酶，E- 钙黏蛋白，谷胱甘肽转硫酶 pi 基因（*GSTP1*），p15、p16 DNA 甲基化水平能够有效预测胃癌。Ling 等证实 *XFA1* 基因 DNA 甲基化为胃癌预后的较好指标，敏感性和特异性分别为 69.8% 和 100%。这方面的研究尚属起步阶段，具有很好的应用前景。②利用细胞外游离 RNA 监测胃癌。Tani 等报道了 *MUC1*、*CXCR4* 等基因的 mRNA 与胃癌进展相关；Kang 等证实外周血 hTERT mRNA 的变化可作为胃癌诊断预后检测的潜在标志物。目前，这些 RNA 稳定存在的机制尚不明确，广为接受的假说是囊泡分泌学说。虽然产生的方式尚不清楚，外周血 cfNAs 已成为肿瘤领域的研究热点，而其中的 microRNA 更是热点话题。③利用细胞外游离 microRNA 监测胃癌。Tsujiura 等于 2010 年首次报道外周血 microRNA（miR-17-5p，miR-21，miR-106a，miR-106b 和 let-7a）可能成为胃癌新的肿瘤标志物。

至今，已有近 30 种 microRNA 先后被发现在胃癌的不同阶段表达异常，均提示其作为胃癌标志物的可能性。通过 microRNA 基因组分析方法，从中得到了两个最有开发前景的生物标志物 miR-451 和 miR-486，各自在受试者工作特征曲线中的曲线下面积为 0.96 和 0.92，提示胃癌预测准确性较高。④利用细胞外游离长链非编码 RNA 监测胃癌，使长链非编码 RNA 日益成为目前的研究新宠，在发育学和肿瘤学方面饱受关注。Arita 等首次报道了利用细胞外游离的 lncRNA 监测胃癌，研究发现胃癌患者外周血中 lncRNA H19 较正常人显著升高，而在术后降低，提示 lncRNA H19 是理想的诊断指标。

随着检测技术手段的不断提高，使得利用外周血进行胃癌的"液相活检"成为可能。虽然相关研究都尚处于摇篮时期，但其潜在的实用价值已初见端倪。今后，将会有大规模的临床研究筛选出有价值的生物标志物，能够用于胃癌的预测、诊断、评估和监测，使广大胃癌患者受益。

39. 隐血珠法筛查早期胃癌是一项有益的探索

隐血珠是一种含医用脱脂棉球的胶囊，大小接近于胶囊，带有系线。在早晨空腹、刷牙后，用 30 ～ 50ml 温水吞服，边吞咽边用水将隐血珠送进胃底，指导 80cm 长系线有序地进入胃，只留 2 ～ 3cm 长线头在口角外。5 分钟后胶囊崩裂溶解，自己拉出一小块棉花吸附着胃液，带出胃内信息，放在白纸上，滴 3 ～ 4

滴隐血试液，如立即变浅蓝色，判断为弱阳性（＋）；如立即变蓝色，判断为阳性（＋＋）；如变深蓝色为强阳性（＋＋＋）；说明胃内有不同程度的渗血或出血病灶，可能是炎症、糜烂、溃疡、息肉或癌等。使用胃隐血珠法初筛，患者痛苦小、费用低，且简便易行，特别适合于城市、农村、工厂大规模人群普查，既省事，又省时、省钱，效果较显著。也可由个人带回家，在方便时自己定期检查，或复查上消化道疾病治疗后疗效观察，发现问题时，去医院进一步检查。

隐血珠法发明者，中国医学科学院肿瘤研究所秦德兴教授牵头在全国 20 多个省市、300 多个县，30 ～ 70 岁人群中筛查 1600 多万人次，胃镜精查 100 多万人次，检出食管癌和胃癌 7766 例，2/3 是早中期病例。筛查 10 年后随访，胃隐血珠法阳性组人群食管癌和胃癌发病率仍然比阴性组高出 1.08 倍，差异有显著性。结果提示，胃液隐血长期不消失，是上消化道癌高危人群，或已经是早期癌患者。林兰华等使用胃隐血珠法对 16 782 例上消化道体检患者进行初筛，然后对阳性和强阳性患者进行胃镜检查。结果发现，有 13 528 例患者为阴性，占 80.6%；1575 例患者为弱阳性，占 10.4%；1035 例患者为阳性，占 6.2%；462 例患者为强阳性，占 2.8%。1561 例胃镜检查病例中，共有 1497 例阳性和强阳性患者，64 例弱阳性患者，68 例患者病理诊断为癌症，其中食管癌 26 例，胃癌 42 例。68 例癌症患者中早期癌 16 例，早期癌诊断率为 23.5%。马英等对 20 000 例体检者采取"胃隐血

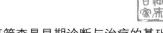

珠法、电子胃镜复查和病理学确诊"三级法进行上消化道病变初筛，结果发现胃隐血珠法阳性及强阳性患者 1562 例，全部阳性者接受电子胃镜检查，胃部病理学检查 491 例，确诊胃癌 43 例；食管病理学检查 76 例，确诊食管癌 27 例；在 70 例病理学确诊癌症患者中，早期癌患者 15 例，占检出癌症患者的 21.4%。作者认为对体检患者进行胃隐血珠法联合胃镜检查，可以有效地检测出上消化道早期肿瘤。研究同时发现，胃隐血珠法存在假阳性和假阴性的可能性，其假阳性主要是口腔、牙龈出血进入胃腔，或者患者胃内存在富含铁和维生素 C 的蔬菜或者生肉等；而假阴性出现可能是该方法的一个缺陷，是无法避免的。

早发现、早诊断、早治疗是降低胃癌发病率并提高胃癌治疗率的最根本措施。胃隐血珠法筛查早期胃癌是一项有益的探索，该项技术不是最好的筛查方法，但可能是最易被接受的筛查方法，更适合于发展中国家上消化道癌高发人群的普查。胃隐血珠法联合电子胃镜对无症状人群提供了一种高效便捷、检出率高、效能良好的筛查手段，值得在临床上推广应用。

40. 胃镜检查成为最常用的早期胃癌筛查手段

胃镜检查术（endoscopy）是通过胃镜对胃、十二指肠内腔进行观察，从而进行诊疗操作的方法。经过近一个世纪的发展，胃镜已经由最初的硬式内镜发展到软式电子胃镜，其临床应用也由简单的观察、诊断发展到精准诊断和微创治疗相结合，成为胃肠道疾病重要的诊疗手段。经过 50 余年的临床实践和大量研究，胃镜成为全世界公认的胃癌诊断环节中的首选方法，经胃镜直视下观察及钳取活组织行病理学检查，可以做出正确的诊断。

胃镜检查是目前为止最重要、最有效的检出早期胃癌的方法，胃镜检查及其活检是诊断胃癌的金标准，尤其是对平坦型和非溃疡性胃癌的检出率高于 X 线钡餐检查等方法，可使筛查和最终诊断同时完成。目前胃镜已经在全国普及，检查费用相对较低。胃镜设备更新换代使这项技术的敏感性、特异性、准确性以及安全性大为提高，使胃黏膜显像清晰、图像真实、肉眼可发现小至直径为 0.5cm 的病灶。所以，多数的临床工作者认为高分辨率的电子胃镜完全可以替代 X 线钡餐造影检查。应用胃镜对高危人群进行筛查已在日本、韩国等胃癌高危地区实施，大幅降低了晚期胃癌的发病率，使早期胃癌检出率和治疗有效率大幅提高。根据日本和韩国通过胃镜筛查高危人群的经验，下述情况应每年行一次胃镜检查：①年龄 50 岁以上，尤其是男性吸烟者和 *H.pylori* 感染者；②有胃癌家族史者；③行胃部分切除手术 20 年以上者；④中-重度萎缩性胃炎患者；⑤既往胃镜检查发现有胃癌癌前病变患者；⑥恶性贫血患者，尤其是胃内分泌肿瘤患者；⑦有遗传性癌症综合征的患者。

胃镜检查仍存在一定的漏诊率，因此胃镜检查操作的规范化、内镜医师的再教育以及对受检者的定期随访是十分重要的。胃镜多块活检可以大大提高诊断阳性率，据统计在可疑病变中，取 1 块活检，敏感性为 70%，但若取 6 块活检可达 100%。检查前准备工作非常重要，检查前 10 分钟给予祛泡剂（如西甲硅油、二甲硅油）、祛黏液剂（如链蛋白酶）等口服，以清除胃内黏液和气泡，可提高诊断的阳性率。除了对糜烂性病变、隆起性病变、溃疡性病变和凹陷性病变要仔细观察外，对早期胃癌的检查还应注意观察那些与周围黏膜有所不同的黏膜区域。掌握早期胃癌黏膜的形态学特点以及好发部位有助于降低早期胃癌的漏诊率。

近年来，胃镜筛查胃癌的检查中常规使用了一些新的检查技术，包括色素内镜、窄带成像（NBI）、智能电子分光技术（FICE）、放大内镜、荧光内镜等特殊内镜检查技术，这些先进技术通过强化早期胃癌的内镜下表现，不但可提高早期胃癌的检出率，而且还能提供病变深度、范围、组织病理学等信息，这些技术的应用必将进一步提高早期胃癌的诊断水平。

参考文献

1. 邹小农，孙喜斌，陈万青，等. 2003—2007 年中国胃癌发病与死亡情况分析. 肿瘤，2012，32（2）：109-114.

2. 袁媛. 1997—2011 年辽宁省庄河地区胃癌高危人群筛查效果评估. 中华肿瘤杂志，2012，34（7）：538-542.

3. 卫生部疾病预防控制局，癌症早诊早治项目专家委员会. 癌症早诊早治项目技术方案（2011 年版）. 北京：人民卫生出版社，2011：45-46.

4. 中华医学会消化病学分会，房静远，刘文忠，等. 中国慢性胃炎共识意见（2012 年，上海）. 中华消化杂志，2013，33（1）：5-16.

5. Miki K.Gastric cancer screening by combined assay for serum anti-Helicobacter pylori IgG antibody and serum pepsinogen levels - "ABC method".Proc Jpn Acad Ser B Phys Biol Sci，2011，87（7）：405-414.

6. Hirohumi Niwa，Hisao Tajiri，Masatsugu Nakajima，et al. Screening for Gastric Cancer in Japan．//New Challenges in Gastrointestinal Endoscopy．Springer，2008：163-168.

7. 吴冠楠，姚学权，刘福坤. 血清胃蛋白酶原对早期胃癌检测的研究进展. 检验医学与临床，2015，12（14）：2126-2128.

8. 袁媛. 胃黏膜"血清学活检"临床应用现状与展望. 胃肠病学和肝病学杂志，2015，24（2）：121-125.

9. 伍思翰，郑奎城. 血清学肿瘤标志物应用于胃癌筛查的研究进展. 国外医学：医学地理分册，2016，37（2）：177-181.

10. 王达，李婷婷，雷尚通，等. 胃癌的液相活检. 分子影像学杂志，2015，38（3）：279-282.

胃镜检查是发现早期胃癌的关键

41. 重视胃镜检查前的准备工作

胃镜检查是发现早期胃癌的关键，随着染色内镜、放大内镜、超声内镜及共聚焦激光显微内镜的先后问世，早期胃癌的检出率明显增高。为了保证检查顺利进行，进一步提高早癌检出率，检查前准备至关重要。充分的准备能更清晰地观察到黏膜病变，较少漏诊、误诊。检查前患者的血液化验、详细病史资料、胃内良好的祛泡和必要的冲洗及患者检查前的心情、配合度、饮食及生活习惯是胃镜检查的前提，是发现早期病变的先决条件。

（1）为避免交叉感染，制定合理的消毒措施，患者检查前需做乙肝、丙肝、性病两项等检查。

（2）检查前 1 天禁烟、酒，禁食生冷、辛辣等刺激食物，以免检查时因咳嗽影响进镜，减少胃酸分泌及胃黏膜损伤。

（3）检查前患者应禁食 ≥ 6 小时，上午检查者，前一日晚餐后禁食，免早餐；下午检查者，清晨可吃清淡半流食，中午禁食。有梗阻或者不全梗阻症状的患者应延长禁食的时间（2～3天），必要时应洗胃。禁水＞2小时，对适当的水分摄入不加以限制，如果空腹时间太长导致患者有饥饿感，可以饮用少量白糖或冰糖（无色糖）开水。除了高血压、脑梗死、心脏病等需要内服的药物以外，其他药物最好停止服用。糖尿病患者进行胃镜检查时，禁食期间可暂停注射胰岛素或口服降糖药物。重症及体质虚弱患者禁食后体力不支，检查前应静脉输入葡萄糖液。

（4）对有高血压、冠心病及心律失常的患者，术前应测量血压，并做心电图检查，若发现有禁忌证，则应暂缓检查；做过上消化道钡餐检查的患者，应在2～3天后再行胃镜检查。

（5）检查前20～30分钟给予患者黏液祛除剂（如链霉蛋白酶）及祛泡剂（如西甲硅油）口服。服药后嘱患者平卧，左侧卧位反复翻转15～20分钟，以充分清除胃内黏液与气泡。检查前10分钟给予1%盐酸达克罗宁胶浆或1%利多卡因胶浆10ml含服（咽喉深部含服1～2分钟），或咽部喷雾麻醉。有条件的医疗单位可在麻醉医师配合下使用静脉镇静或麻醉，可提高受检者内镜检查的接受度。无痛苦胃镜是否可提高早期胃癌检出率目前尚无明确证据支持，但无痛苦胃镜能够明显提高受检者对胃镜检查的接受度，改善胃部视野，提高病变的检出率。

（6）进入检查室后嘱患者去除活动假牙（义齿）、解开领扣、松开腰带等，患者在检查台上取左侧卧位，弯曲腿部。检查前应向患者做好解释工作，消除患者的恐惧感，嘱患者在插镜时配合做好吞咽动作，平静呼吸，全身尽量放松。在插镜过程中密切观察患者的呼吸、面色等情况，同时不断向患者做简单解释，指导其做深呼吸，不要吞咽口水，让其自然流出弯盘内，避免不必要的恶心反应。正确配合可减少患者痛苦，减少呕吐次数，以保持最佳视野，提高检出率。

（7）准备任一型号电子胃镜及相应的诊疗检查附件，并按照以下步骤检查器械的工作状态：①将胃镜与光源、吸引器、注水瓶连接好，注水瓶内应装有 1/2 ～ 2/3 的蒸馏水；②检查胃镜角度控制旋钮，注气、注水、吸引器等功能及光源工作是否正常，将胃镜角度旋钮置于自由位置；③观察镜面是否清晰，用拭镜纸沾少许硅蜡将物镜、目镜擦拭干净或用 3 ∶ 1 乙醚酒精擦拭；④电子胃镜应做白色平衡调节，白色是所有色彩的基本色，只有在纯白时，其他色彩才有可比的基础；⑤用乙醇溶液纱布将镜身、弯曲部及前端部擦拭一遍，弯曲部涂上润滑霜（可用麻醉霜代替）以利插镜；⑥检查活检钳、细胞刷、清洗刷、照相系统等附件性能是否正常；⑦治疗台上应备有 20ml 注射器，抽好生理盐水备用，注射器应配好钝针头，以备检查中注水冲洗，清洁视野；⑧备好一次性口圈、消毒好的弯盘、纱布以及治疗巾等必须用品。

（林栋雷　整理）

42. 规范胃镜检查过程及摄片流程

随着内镜材质及技术的进一步发展，胃镜前端弯曲度更好及视野更清晰，从而使得操作者检查时操作更加便捷，检查范围更广泛，病变检出率更高。在目前最先进技术的基础上规范的胃镜检查过程及摄片流程至关重要，规范操作不但能给患者减轻痛苦，且能使检查无死角，精确观察胃腔各个角落，从而进一步提高病变检出率。

检查前嘱患者解松衣领扣和裤带，然后使头略前倾，下颏内收，取左侧卧位，双腿屈曲。左手持内镜的操作部，左掌及无名指、小指紧握操作部，拇指放在旋钮上，示指按吸引钮，中指按送气钮，置于胸前，保持操作部直立状态。右手持镜身20～30cm处，控制进镜、退镜及旋镜。镜身前端进入口腔，尽量保持舌面在视野正上方，左手调节大旋钮慢慢向上同时右手轻推镜身进镜，可见悬雍垂及梨状窝，尽量避开悬雍垂，多取左侧梨状窝进镜，镜身前端进入梨状窝约中间位置时小幅度右旋镜身，同时轻推镜身进镜（右侧进镜时小幅度左旋同时轻推镜身进镜）进入食管。少量充气，可见管腔，保持管腔在视野中央位置，循腔进镜距门齿38～40cm可见齿状线，进入贲门同时左旋镜身进入胃底穹隆部。右旋镜身复位，右旋同时轻轻向上，循腔进镜（尽量沿小弯侧循腔进镜）。进镜至胃体下部调节大旋钮向上同时进镜至胃窦，可见幽门口。保持幽门口在视野中央（调节大、小旋钮及左、右旋镜身），对准幽门口进镜，若幽门口紧闭，进镜较困难，嘱患者平静呼吸，反复退镜，吸气后再次进镜，紧贴幽门口微调旋钮及镜身即可以较容易进入。进入十二指肠球部后一般在视野右上方可见十二指肠上角，进镜至贴近上角处右旋镜身，调节大旋钮向上，同时缓慢进镜即可进入十二指肠降部。

首先摄取咽部片 1 张。进入食管后每 5cm 间隔摄片 1 次，齿状线摄片 1 次，食管胃结合部不易暴露时，嘱患者深吸气配合摄片。

应用旋转镜身、屈曲镜端及倒转镜身等方法观察胃腔，进入胃腔首先从胃体上部向下部摄影，由于在胃体的上部、中部小弯侧不易观察，按后壁、大弯、前壁、小弯的顺序顺时针旋转摄影，然后摄影胃角大弯及小弯，胃窦部按顺序摄影后，摄影幽门部。十二指肠球部前壁、后壁、大弯侧、小弯侧及降部如无问题，分别摄片 1 次。

退镜时依次观察十二指肠降部、乳头、十二指肠球部，胃角内小弯、后壁、前壁，分别摄片 1 次。然后呈 U 形提拉胃镜前端至胃底，观察胃底穹隆部后，左右旋镜，逆时针方向回旋 180°，依次观察胃体上部前、后壁及贲门部小弯。分别摄片 1 次。

观察完胃底及贲门后，左右旋转镜身向前送镜观察胃体，以小弯为中心，按小弯、前壁、后壁顺序分别摄片 1 次，然后顺时针旋转，同时旋转观察胃体的大弯及前后壁，送镜看到胃角后，左手松开大旋钮，镜身靠弹性自然复位，回复到伸直状态，观察窦体交界，摄片 1 次。继续退镜观察胃体，按下部至中部、上部，按后壁、大弯、前壁、小弯的顺序顺时针旋转，分别摄片 1 次，然后食管每隔 5cm 摄片 1 次，检查结束。

为保证完全观察整个胃腔，既往有日本学者推荐拍摄 40 张图片。亦有推荐留图 22 张，即直视下，胃窦、胃体下部和胃体中上部，分别按前壁、后壁、大弯、小弯各留 1 张图；翻转视角下，胃底贲门部留图 4 张，胃体中上部和胃角各留图 3 张。如发现病灶，需额外留图。同时，需保证每张图片的清晰度。国内专家较为推荐的方案是保留 40 张图片。我们认为，拍摄 40 张图片太多，内镜医师不容易记住每个拍摄部位，实用性较差；胃镜检查过程中摄像留图的数量不应做硬性规定，拍摄留图的基本原则是要保证完全显示整个胃腔的情况，不留死角，避免盲区；病变部位所拍摄的照片应该让所有看到照片的医师都能清楚并认同其病变的部位，照片中要包括能够识别的标记性部位（例如胃角、幽门、贲门、大弯皱襞等）的远景图像，并对病变部位进行近景观察，在常规拍照的基础上，进一步拍摄能提供对病变的存在诊断、鉴别诊断及性质诊断等依据的图像。

（林栋雷　整理）

43. 普通白光内镜检查是发现早期胃癌的基础

与中晚期胃癌相比，早期胃癌在胃镜下的黏膜改变不易识别，在普通白光胃镜检查中，全面清晰地观察整个胃腔黏膜，熟悉早期胃癌的黏膜特征是发现可疑早期胃癌病变的基础。在普通白光胃镜检查的基础上，重点针对局部黏膜颜色、表面结构改变等可疑病灶，进一步运用色素内镜、电子染色内镜、放大内镜、超声内镜、荧光内镜、共聚焦激光显微内镜、高分辨率显微内镜等内镜精查技术可以强化早期胃癌的内镜表现，不但使早期胃癌的定性诊断变得容易，而且还能提供组织病理学信息，提高早期胃癌的检出率。

胃镜下检查早期胃癌包括发现病灶和诊断病灶两个步骤。发现病灶，即在胃镜下找到可疑病灶，完成判断有无病变的存在诊断；诊断病灶，即通过对可疑病灶的内镜下形态分析，包括普通白光胃镜和胃镜精查技术单独或联合应用，完成判断病灶为良性或可疑恶性的性质诊断，以及病灶大小和浸润深度的量化诊断，然后对可疑恶性的病灶进行活检，最终通过病理学诊断确诊。因此，在普通白光胃镜下发现可疑病灶是诊断早期胃癌最重要的第一步。

早期胃癌在白光胃镜下的表现多种多样，可呈现红区、糜烂灶、斑块、结节、黏膜粗糙、局部黏膜上皮增厚等黏膜改变。表现如下：

（1）红区：多为边界清楚的红色病灶。

（2）糜烂区：多为边界清楚，稍凹陷的红色糜烂状病灶。

（3）斑块：多为白色，边界清楚，稍隆起的斑块状病灶。

（4）黏膜粗糙：局部黏膜粗糙不规则，无明确边界状态。

（5）局部黏膜上皮增厚的病灶：常常遮盖其下的血管纹理，显示黏膜血管网紊乱、缺失或截断等特点；有时特征性表现不明显，易与胃炎等良性病变的黏膜改变相混淆。

检查时应特别注意与周围黏膜表现不同的局部区域黏膜改变，注意观察黏膜的细微变化，尤其是黏膜局部色泽的变化（变红或发白）、血管纹理改变、局部黏膜细颗粒状或小结节状粗糙不平、局部黏膜隆起或凹陷、黏膜皱襞形态变化（如变细、融合、中断或消失）、黏膜组织脆易自发出血、胃壁局部僵硬或变形等，锁定可疑区域是开展后续精查的基础。

早期胃癌的诊断是发现细微的黏膜所见，但并不是盲目地、漫无目的地（某种意义上说也许是认真地）观察寻找病变，而是要在"这样的黏膜中可能存在那样病变"的理念基础上，通过发现细微的黏膜改变就能做出是胃癌的诊断，并不断把源于自身观察到的黏膜所见进行总结提炼和分类。黏膜局部色调的变化和形态的轻微改变（隆起、凹陷或凹凸不平）是发现早期胃癌的重要线索。病灶表面黏膜色调的变化常比形态的改变更为显著，早期胃癌多数发红，少数呈发白或红白混杂。普通白光内镜下，早期胃癌最显著的特征是具有清晰的边界和不规则的表面，肿瘤与周围非肿瘤组织之间常有清晰的边界，而且这种界线常呈不规则的锯齿状、星芒状、花瓣状等表现；表面不规则可以是形态上的凹凸不平、结构不对称，也可以是黏膜色调的不统一。因此胃镜检查时，见到具有这两点表现的病灶，特别是周边伴有萎缩/肠化生的背景时，要高度怀疑早期胃癌。此外，在普通白光胃镜检查时，要注意学习、应用以下技巧要点：①通过变换观察的角度和距离来发现轻微的凹陷或隆起；②注意观察呈星芒状或毛刺状边界的浅凹陷病变；③注意观察黏膜皱襞的变化，如中断、变浅、集中等；④注意观察易自发出血的病灶；⑤注意观察病灶黏膜细微结构与周边正常组织的差异；⑥通过变换充气量来观察病灶。了解、掌握这些技巧，并在日常工作中坚持应用，不断总结提高，在普通白光胃镜下发现早期胃癌的水平会得到快速提高。

后藤田卓志等报道，无 *H.pylori* 感染的胃黏膜很少发生胃癌，对胃镜下判定为无 *H.pylori* 感染的胃黏膜中发现胃癌的可能性极低；而在 *H.pylori* 感染的胃黏膜中，必须依照胃癌诊断学慎重观察。此外，还应结合患者年龄、性别、胃黏膜萎缩程度等因素，考虑病变最可能发生的部位，预判病变最可能的组织学类型，以此为依据寻找病变，避免遗漏病变，提高早期胃癌的检出率。因此，高效率的早期胃癌诊断首先是根据胃黏膜的所见判定有无 *H.pylori* 感染。临床上胃镜检查时发现胃黏液少、集合静脉排列规则、胃底腺息肉、胃体部皱襞条状发红、胃窦部疣状糜烂等表现时可以预测其为非 *H.pylori* 感染的胃黏膜；反之，无上述所见，但是可见胃黏膜萎缩、胃体部大弯侧皱襞迂曲肥厚、黄色瘤、鸡皮样黏膜等，可以预测其为 *H.pylori* 感染（包括既往感染）的胃黏膜。因此，胃镜下胃癌诊断中最重要的所见是萎缩性改变。萎缩性黏膜多发生分化型癌，肉眼所见既可见隆起型，也可见凹陷型；非萎缩性黏膜、胃底腺黏膜多发生未分化型癌，肉眼所见多为凹陷型。在普通白光胃镜检查时，首先判断有无 *H.pylori* 感染，如果没有 *H.pylori* 感染，注意观察非萎缩黏膜色泽暗淡（褪色）区域。如果有 *H.pylori* 感染，则评价胃黏膜萎缩的程度。判断有中度胃黏膜萎缩情况下，重点观察萎缩黏膜边界改变（色泽、凹陷），因为病变多发生在正常和萎缩黏膜交界处，尤其是胃角、胃体下部后壁、贲门部小弯侧等容易漏诊区域。务必要注意：在重度黏膜萎缩、伴有肠上皮化生的胃黏膜中发现早期胃癌较为困难，应该注意轻微的色泽变化、凹凸不平的改变等，最终需要通过活检病理诊断。

44. 早期胃癌的内镜下分型及特征

（1）早期胃癌的分型：早期胃癌的内镜下分型依照 2002 年巴黎分型标准及 2005 年更新巴黎分型标准。浅表性胃癌（Type 0）分为隆起型病变（0-Ⅰ）、平坦型病变（0-Ⅱ）和凹陷型病变（0-Ⅲ）。0-Ⅰ型又分为有蒂型（0-Ⅰp）和无蒂型（0-Ⅰs）。0-Ⅱ型根据病灶轻微隆起、平坦、轻微凹陷分为 0-Ⅱa、0-Ⅱb 和 0-Ⅱc 三个亚型。0-Ⅱa 与 0-Ⅱb 的界限为隆起高度达到 2.5 mm（活检钳闭合厚度），0-Ⅲ型与 0-Ⅱc 型的界限为凹陷深度达到 1.2 mm（活检钳张开单个钳厚度）。同时具有轻微隆起及轻微凹陷的病灶根据隆起 / 凹陷比例分为 0-Ⅱc+Ⅱa 及 0-Ⅱa+Ⅱc 型。凹陷及轻微凹陷结合的

病灶则根据凹陷 / 轻微凹陷的比例分为 0-Ⅲ＋Ⅱc 和 0-Ⅱc＋Ⅲ型。

0-Ⅰ型：隆起型（息肉型），病变向胃腔内突出，呈息肉状。

0-Ⅱ型：平坦型，病变隆起及凹陷均欠显著。此型又可分为以下三个亚型。① 0-Ⅱa 型：表浅隆起型，病灶轻度隆起。② 0-Ⅱb 型：表面平坦型，病灶凹陷和隆起均不显著。③ 0-Ⅱc 型：浅凹陷型，病灶轻微凹陷，相当于糜烂。

0-Ⅲ型：深凹陷型，病灶凹陷较显著。

若病灶有两种形态，则称为混合型，记录时将主要类型写在前面，次要类型标在后面。如病变隆起中央有浅凹陷，则为 0-Ⅱa＋Ⅱc 型；溃疡边缘有浅糜烂，为 0-Ⅲ＋Ⅱc 型；糜烂中央有深凹陷，为 0-Ⅱc＋Ⅲ型等。0-Ⅲ＋Ⅱc 型及 0-Ⅱc＋Ⅲ型是两种最常见的混合型早期胃癌。

亦有人觉得上述分类过于繁杂，将其简化为以下三型：①隆起型：包括所有的隆起型病变，如 0-Ⅰ型、0-Ⅱa 型。②溃疡型：凡呈凹陷病变者均属溃疡型，如 0-Ⅱc 型、0-Ⅲ型、0-Ⅱc＋Ⅲ型、0-Ⅲ＋Ⅱc 型。③混合型：同时有隆起及凹陷，如 0-Ⅱa＋Ⅱc 型等。

在各类早期胃癌中，以溃疡型 0-Ⅱc 型、0-Ⅲ型及 0-Ⅱ＋Ⅲ型为最多，占早期胃癌的 2/3 以上。发病年龄与型别有一定关系，年龄越轻，凹陷型越多；随着年龄的增长（如＞ 60 岁），则隆起型亦逐渐增多。隆起型早期胃癌一般比凹陷型为大，微小癌大多为Ⅱc 型。

（2）早期胃癌的内镜特征

1）0-Ⅰ型早期胃癌：凡病变隆起高度超过黏膜厚度 2 倍的早期胃癌称Ⅰ型早期胃癌。一般隆起高度大于 0.5cm，直径多大于 2cm，无蒂或有亚蒂，隆起表面不平，呈颗粒状或结节状。正面观呈虫咬状或桑葚形，表面可有发红、出血及糜烂等变化。在隆起部做活组织检查阳性率较高。本型需与 Borrmann Ⅰ型中晚期胃癌、平滑肌肉瘤、良性息肉、黏膜下肿瘤等相鉴别。

2）0-Ⅱa 型早期胃癌：为扁平状隆起，其高度不足黏膜厚度的 2 倍，故又称表浅隆起型早期胃癌，隆起形态不一，可呈圆形、椭圆形、葫芦形、蚕豆形、马蹄形、桑葚形及菊花形等。色泽与周围黏膜相似或稍带苍白，表面可有出血、糜烂及白苔附着。如注气过多，较小的隆起可消失。

下述病变在胃镜下可类似 0-Ⅱa 型早期胃癌，需注意鉴别。①异形上皮灶：亦为一扁平状隆起，胃镜下较难与 0-Ⅱa 型早期胃癌相鉴别，但异形上皮一般较小（小于 2cm）。活检可以协助诊断。②肠上皮化生：多为米粒大小的苍白小隆起，呈多发性，需与 0-Ⅱa 型早期癌相区别，后者一般较大。③萎缩增生性胃炎：为多发性红色小隆起，边界不清，小隆起随观察方向及胃蠕动时相的不同而形态有明显改变。④天花疹样胃炎：病变常为多发性，隆起顶部有糜烂浅凹陷，一般较小。⑤胃异位胰腺组织、胃嗜酸性细胞肉芽肿等黏膜下肿瘤：边界不清楚，隆起部与周围黏膜色泽相同，顶部可有凹陷。

3）0-Ⅱa+Ⅱc型早期胃癌：0-Ⅱa+Ⅱc型早期胃癌的形态为浅隆起，顶部有凹陷。本型可因0-Ⅱa型早期胃癌顶部坏死或0-Ⅱa型隆起呈马蹄状连接而形成，也可是0-Ⅱc型早期胃癌周围黏膜因癌浸润隆起所致。按肉眼形态本型可分为三个亚型：①息肉型：隆起较显著，仅病灶顶部有浅凹陷。②糜烂型：隆起不显著，注气过多隆起消失后可类似0-Ⅱc型，胃内压降低时又呈0-Ⅱa+Ⅱc型。本型一般浸润较浅。③深部浸润型：由糜烂型进一步向黏膜下浸润而成，故形态类似Borrmann Ⅱ型中晚期胃癌，病灶周围有黏膜集中而成的环堤。本型预后较差，易发生肝脏转移。

0-Ⅱa+Ⅱc型早期胃癌需与下述疾病相鉴别。① 0-Ⅱa型早期胃癌：0-Ⅱa型早期胃癌顶部可稍有凹陷，但无白苔，病灶较0-Ⅱa+Ⅱc型柔软。② Borrmann Ⅱ型胃癌：较0-Ⅱa+Ⅱc型为大，环堤显著，但侵及浅固有肌层的Borrmann Ⅱ型中晚期胃癌与侵及黏膜下层的0-Ⅱa+Ⅱc型早期胃癌形态十分相似，胃镜下不易鉴别。③良性胃溃疡：某些慢性良性溃疡边缘可形成环堤，但较光滑，不呈结节状，溃疡较深。短期追踪观察溃疡可逐渐变浅、变小。④天花疹样胃炎：胃窦部较多，呈多发性，病灶有柔软感，常伴十二指肠球部溃疡。

4）0-Ⅱb型早期胃癌：癌灶隆起及凹陷均不明显，故称为表面平坦型早期胃癌。在各型早期胃癌中，本型最少见。

病灶完全平坦者，又称为典型0-Ⅱb型早期胃癌，此型特点是黏膜褪色，失去黏膜原有的光泽。也可呈斑片状发红，触之易出血，表面常有黏液附着。典型的 0-Ⅱb 型早期胃癌病灶大多在 1cm 以下，所谓微小型早期胃癌大多属此型。

平坦型早期胃癌黏膜多少可有些隆起或凹陷的变化，故分别称为 0-Ⅱa 样 0-Ⅱb 或 0-Ⅱc 样 0-Ⅱb。

在隆起型（0-Ⅰ型或 0-Ⅱa 型）或溃疡型（0-Ⅱc 型或 0-Ⅲ型）病变的周围黏膜，也可出现比较平坦的癌灶，此种在隆起或凹陷病灶周围出现的平坦型癌灶称为伴随性 0-Ⅱb 型早期胃癌。实际上这是混合型早期胃癌的一种，即 0-Ⅰ+Ⅱb 型、0-Ⅱa+Ⅱb 型、0-Ⅱc+Ⅱb 型等。

平坦型早期胃癌由于黏膜隆起或凹陷均不显著，故诊断最为困难。凡黏膜有色泽或轻微隆起及凹陷变化者，均应做活组织检查，以确定病变性质。下述三种情况有时易误诊为 0-Ⅱb 型早期胃癌，需注意鉴别。①缩斑：边界不清楚，光泽无变化。常同时伴有溃疡瘢痕存在。②腺交界区域：在胃底腺与幽门腺交界部位的胃角前壁及胃角小弯处黏膜可较粗糙，应加注意，勿误认为 0-Ⅱb 型早期胃癌。③确切因素所致的斑影：有时可误认为 0-Ⅱb 型病变，这种斑影一般边界不明确，无色泽改变，随内镜移动形态可有改变。

5）0-Ⅱc 型及 0-Ⅱc+Ⅲ型早期胃癌：本型为最为常见的一类早期胃癌，约占早期胃癌的 1/3 ～ 1/2。内镜下的特征如下。

凹陷的边界：边界清楚、呈阶梯状凹陷是 0-Ⅱc 型早期胃癌的主要特征之一，常以此与良性糜烂相鉴别。

凹陷周围黏膜皱襞的变化：凹陷周围黏膜皱襞的改变是判断病变性质与深度的一个重要标志。黏膜皱襞改变有：①无黏膜皱襞中断，末端光滑变细；②黏膜皱襞光滑地中断；③黏膜皱襞突然中断；④呈虫咬状中断；⑤黏膜皱襞不规则凹陷；⑥黏膜皱襞不规则变细；⑦黏膜皱襞呈阶梯状凹陷；⑧皱襞末端呈笔尖样中断；⑨皱襞末端急剧变细；⑩皱襞末端变色呈虫咬状中断；⑪皱襞呈鼓槌样增粗及虫咬状中断；⑫邻近皱襞靠拢并呈虫咬状中断；⑬邻近皱襞融合呈"V"形或"H"形；⑭融合的皱襞形成环堤。除①、②为良性病变外，其余均提示为恶性病变。在0-Ⅱc型早期胃癌中，以虫咬状中断、末端呈鼓槌样增粗最为常见。

凹陷部表面：凹陷部表面凹凸不平，有不均匀白苔，可有岛状黏膜隆起及出血，常使凹陷表面呈多彩性改变。

弧变形：从侧面观察0-Ⅱc型病变，可呈现出僵硬、凹凸不平的胃壁弧变形，多呈梯形弧变形。

0-Ⅱc型早期胃癌癌灶大小不一，大者可至10cm以上而未向深层扩散，此种类型的0-Ⅱc型早期胃癌又称表层扩散型早期胃癌；小者可不足1cm，易被误认为良性糜烂。

在浅凹陷癌灶中央有深凹陷，则称为0-Ⅱc+Ⅲ型早期胃癌，在内镜下深凹陷处有厚白苔被覆，其他改变与0-Ⅱc型相同。

6）0-Ⅲ型及0-Ⅲ+Ⅱc型早期胃癌：凹陷较深的早期胃癌称为0-Ⅲ型早期胃癌。实际上癌灶均在溃疡边缘较为平坦或凹陷的部位，因此单纯的 0-Ⅲ型早期胃癌较难发现，临床上以 0-Ⅲ + Ⅱc型为多见。

与良性溃疡相似，早期胃癌的恶性溃疡亦有其生命周期。Ⅲ型早期胃癌相当于活动期（A1 期）；0-Ⅲ + Ⅱc 型相当于 H1 期；0-Ⅱc+ Ⅲ型相当于 H2 期；0-Ⅱc 型相当于瘢痕期（S 期）。因而若在不同阶段观察，其型别完全可变。在随访观察过程中，也不能单纯凭溃疡是否趋于愈合来判断其良恶性。

溃疡型早期胃癌（包括 0-Ⅱc 型）边缘可见到充血的岛状黏膜，周围有一薄层白苔，特别在黏膜皱襞断端延长部位或黏膜皱襞集中处最明显，此种红斑与周围环苔现象（red patch and circumscribed coating）称为 RC 征，这种充血的岛状黏膜包括再生上皮及癌细胞，在白苔部分亦有癌细胞存在。RC 征仅出现于恶性溃疡生命周期中，因而发现此类现象则有利于溃疡型早期胃癌的诊断。

0- Ⅲ型早期胃癌的形态介于良性溃疡与 Borrmann Ⅱ型中晚期胃癌之间，因而诊断较为困难。良性溃疡边缘光滑，无黏膜皱襞中断及 RC 征；中晚期胃癌黏膜皱襞在溃疡缘急速中断并融合呈环堤状；而 0-Ⅲ型早期胃癌介于其间。正确的诊断需靠手术切除标本的病理检查。

（李　阳　整理）

45. 色素内镜可以提高病变的识别度和活检准确性

色素内镜（chromoendoscopy）是在常规内镜检查的基础上，将色素染料喷洒至需观察的黏膜表面，使病灶与正常黏膜对比更加明显，从而有助于病变的辨认及增加活检的准确性，提高活检的阳性率；并可对早期胃癌的边缘和范围进行较准确的判断，以提高内镜下黏膜切除的完整性。

色素内镜使用的染料很多，主要有靛胭脂、亚甲蓝、醋酸和肾上腺素。

（1）靛胭脂：靛胭脂为对比染色剂，不被黏膜吸收，可沉积于胃小凹或异常凹陷病灶内，显示黏膜细微凹凸病变，正常的胃黏膜表现出清晰的胃小区结构，早期胃癌可以有以下表现：正常胃小区结构消失，黏膜表面呈颗粒样或结节样凹凸异常，颜色发红或褪色，病变区易出血，黏膜僵硬等。

（2）亚甲蓝：亚甲蓝为吸收染色剂，不被正常胃黏膜所吸收着色，而肠上皮化生、异型增生及癌性病灶黏膜可吸收亚甲蓝而被染成蓝色，肠上皮化生和异型增生的黏膜着色快而浅，胃癌细胞着色慢（半小时以上），颜色深蓝或黑色，不易冲洗掉。

（3）醋酸：1.5% 的醋酸喷洒于胃黏膜表面可使黏膜发白，但是，根据黏膜病变及肿瘤分化程度不同，黏膜发白的持续时间变化较大。正常黏膜发白时间较长，而低分化癌或黏膜下层癌发白时间较短，癌组织黏膜表面微循环增加可能是导致差异的原因。

（4）肾上腺素：肾上腺素喷洒于胃黏膜表面也有类似醋酸

的特点，在喷洒 0.05g/L 肾上腺素后，非癌黏膜从粉红色变为白色，用放大内镜观察无异常微血管；而癌组织黏膜仍为粉红色，微血管结构扭曲变形。

目前，临床应用和研究报道较多的内镜下染色方法有靛胭脂染色、醋酸染色及靛胭脂加醋酸双重染色。Sakai 等报道，47 例早期胃癌病灶分别应用普通胃镜、靛胭脂染色、醋酸染色及醋酸联合靛胭脂染色后早期胃癌的诊断率分别为 17.0%、52.8%、41.5% 及 94.3%。沙杰等用常规胃镜检查发现黏膜粗糙、色泽发生改变、浅表隆起、糜烂或浅溃疡等病灶 240 例，随机分为染色组（120 例）行醋酸联合靛胭脂染色后活检，对照组（120 例）白光内镜下常规活检。结果染色组 18 例喷洒染色剂后黏膜发白褪色，检出早期胃癌 10 例，高级别上皮内瘤变 8 例，对照组仅检出早期胃癌 2 例。Lee 等对 151 处早期胃癌病灶分别应用普通胃镜及醋酸联合靛胭脂染色后发现早期胃癌边界清楚的病灶分别为 66.9% 和 84.1%。可见，醋酸联合靛胭脂染色提高了常规内镜早期胃癌的检出率和判断早期胃癌边界范围的准确度。

色素染色的方法操作简单，无需特殊设备，在没有其他昂贵的内镜检查设备的单位，色素内镜技术值得推广应用。但是，在临床常规应用中，不大可能毫无针对性地对全胃黏膜进行染色观察，多数学者认为应在普通白光内镜检查发现疑似胃黏膜病变时才使用染色。

（李　阳　整理）

46. 电子染色内镜可实现黏膜浅表微血管形态的清晰观察

电子染色内镜（digital chromoendoscopy）是利用不同波长的光源对图像进行处理，在内镜下可以不喷洒染色剂就能显示黏膜腺管形态的改变，从而避免了染料分布不均匀而对病变的错误判断。而且，与色素内镜相比，电子染色内镜还可清晰观察到黏膜浅表微血管形态；并且能在普通白光内镜和电子染色内镜之间反复切换对比观察，操作更为简便。目前，临床上有窄带光谱成像（narrow band imaging，NBI）、智能电子分光技术（fuji Intelligent color enhancement，FICE）和高清智能电子染色内镜（i-Scan）3 种电子染色内镜系统应用。

NBI 利用光的传导和吸收特性（光波短则深入黏膜的厚度浅，光波长则深入黏膜的厚度深），将传统光谱的红、绿、蓝三色用滤色镜将光谱缩窄，形成窄带光谱光源。NBI 使内镜检查对黏膜表层的血管显示更加清楚，不同病变时黏膜血管有相应的改变，根据血管形态的不同诊断表浅黏膜的病变。

FICE 和 i-Scan 的原理相似，由于红、蓝、绿不同波长的光源对由浅至深的组织黏膜反射程度不同，根据黏膜反射不同波长光源形成的特定光谱，利用内镜主机提取合适波长的光进行图像重建，从而更好地显示病灶边界、腺管开口形态以及毛细血管网等细微结构。FICE 具有较高强度的光源，而且可在系统中选择3 种波长的光谱组合成最多达 50 种的设置，从而获得不同黏膜病变的最佳图像。但是，面对不同特点的黏膜病变，如何挑选出某种最佳组合仍有待在临床应用中不断总结。i-Scan 除了有传统的对比增强和表面增强模式外，特色在于色调增强模式。该模式不仅有强调微血管形态的 v 模式和黏膜腺管形态的 p 模式，还有针对消化道不同部位黏膜特性的多通道多颜色对比的动态染色模式（食管 /Barrett 食管 / 胃 / 结肠模式，e/b/g/c 模式），但其临床价值尚待更多的研究积累经验。

必须强调的是，无论是 NBI、FICE 还是 i-Scan，如果未与放大内镜联合使用时，其益处是有限的。因为表层血管丰富的胃黏膜，无论是炎症、充血还是早期癌，电子染色内镜显示病灶的形态、色泽的改变较普通白光内镜更明显，但是，病变的性质却难以鉴别。如果联合应用放大内镜技术，则可准确分析疑似胃黏膜病变的上皮结构和微血管网的情况，更准确地判断病变的良、恶性，界定病变的范围，同时，还可能有助于判断胃癌的分化程度。

电子染色对于血管的观察有比较好的效果。但在实际使用过程中，一般不直接使用电子染色技术进行观察，而是先在普通白光内镜下发现可疑的病灶，再切换到电子染色技术做详细的观察，这是因为电子染色技术的光线较暗，而胃腔的空间比较大，直接寻找病变会有困难。联合应用放大内镜和电子染色技术，可以准确分析胃黏膜上皮微细结构和微血管的情况。

47. 放大内镜可观察胃小凹结构和微血管网形态特征的细微变化

放大内镜（magnifying endoscopy）可将胃黏膜放大几十甚至上百倍，在普通内镜下，早期胃癌与胃炎等良性病变的黏膜特征区别不明显时，放大内镜可以观察胃黏膜腺体表面小凹结构和黏膜微血管网形态特征的细微变化，尤其是与电子染色内镜相结合，黏膜特征显示更为清楚，具有较高的鉴别诊断价值。高清晰度电子放大内镜与电子染色技术的发展应用，提高了内镜下对胃黏膜微细结构及其变化的观察和识别能力，根据其变化的特点和特征，早期发现病变，不仅可鉴别胃黏膜病变的良、恶性，大致预测黏膜病变的病理组织学类型，还可判断恶性病变的边界和范围，对胃癌癌前病变、早期胃癌的诊断和治疗具有重要的临床价值。

正常胃黏膜由腺管上皮、黏膜固有层和黏膜肌层组成，胃黏膜表面的纵横浅沟将黏膜分为许多胃小区，而胃小区内分布着众多的胃小凹。胃小凹为胃腺体在黏膜表面的开口，由于胃底体部的胃小凹为单个腺体的开口，在实体显微镜或放大内镜下表现为凹陷的小白点；胃窦的胃小凹为多个腺体的开口，故常呈线状或网状。通常，在放大内镜下，胃体正常黏膜呈规则排列的圆形腺管，周围包绕着蜂窝状上皮下毛细血管以及清晰规则的集合静脉；胃窦正常黏膜呈规则的网状或线状，上皮下毛细血管则呈卷曲状，且将卷曲状上皮下毛细血管互相隔开，其集合静脉因在解剖上较胃体处于更深的位置而往往不可见。在胃体与胃窦交界处连续观察黏膜微细结构时，可清晰地显示由"圆点-短棒-线状"顺序过渡移行的表现。在胃黏膜发生病变时，其结构发生改变，导致黏膜表面形态发生变化，并且，其变化因病变的性质和程度不同而异，有一定的变化规律。

研究发现 *H.pylori* 感染的胃小凹的形态可发生改变，包括胃小凹稀疏而粗大、延长、迂曲，小凹开口扩大、表面不均匀发红，伴有萎缩的可见小凹分布稀疏，色泽浅淡，开口增大，从而表现出不同的腺管开口分型。因此，使用放大内镜联合 NBI 观察胃小凹及胃黏膜集合小静脉的形态，就可以诊断有无 *H.pylori* 感染。Kamada 等用集合小静脉和胃黏膜微细形态的分型来判断有无 *H.pylori* 感染，根据 NBI 联合放大内镜在胃黏膜早期病变的研究可以将其分为：Z-0 型、Z-1 型、Z-2 型、Z-3 型。Z-0 型为没有 *H.pylori* 感染的正常胃黏膜，而 Z-1 型、Z-2 型及 Z-3 型均有 *H.pylori* 感染的存在，且程度逐渐加重，NBI 联合放大内镜的敏感性、特异性分别为 93.8% 和 96.2%。有国外学者通过放大内镜联合 NBI 观察，将胃黏膜胃小凹形态及毛细血管网分为以下几型：正常胃体黏膜形态为正常小的、圆形的胃小凹开口，上皮下毛细血管网规则；Ⅰ型为胃小凹开口稍大，上皮下毛细血管网表现不规则；Ⅱ型为胃小凹开口明显增大，并表现为椭圆形或长椭圆形开口，而不规则的血管密度增加；Ⅲ型胃小凹表现为界限不清的椭圆形开口，毛细血管表现为卷曲状或波状。研究发现，正常黏膜、Ⅰ型、Ⅱ型、Ⅲ型中 *H.pylori* 感染率分别为 7.5%、92.9%、94.5% 和 66.7%，而Ⅰ型、Ⅱ型、Ⅲ型检测 *H.pylori* 感染敏感性和特异性分别为 95.2%、82.2%、73.3%。另有研究表明，放大内镜联合 NBI 可作为观察根除 *H.pylori* 感染是否有效的方法之一。总之，放大内镜联合 NBI 与普通白光内镜相比较，可以近距离、放大观察胃黏膜表面胃小凹分型和集合静脉的改变，从而对 *H.pylori* 感染做出实时判断。

放大胃镜联合电子染色技术对胃黏膜萎缩、肠上皮化生、异型增生和早期胃癌的诊断也具有重要作用。在电子染色放大内镜下，胃黏膜腺体结构可分为：Ⅰ型，胃小凹呈大小形态均一的小圆形；Ⅱ型，胃小凹呈裂隙样；Ⅲ型，胃小凹呈脑回样或绒毛样；Ⅳ型，胃小凹的大小和排列形态不规则；Ⅴ型，胃小凹结构破坏。Ⅰ型、Ⅱ型、Ⅲ型分别代表正常胃黏膜、炎症以及肠上皮化生，早期胃癌呈现Ⅳ型、Ⅴ型，进一步区分Ⅳ型多见于分化型胃癌，Ⅴ型多见于未分化型胃癌。早期分化型腺癌黏膜微血管特征可表现为规则的上皮下毛细血管网结构消失，代之以迂曲、不规则的微血管，正常和异常黏膜微血管结构分界线明显；未分化型胃癌多见于上皮下微血管网密度减低或消失，不伴新生血管。

近年来，放大内镜联合 NBI 诊断早期胃癌的国外研究较多，纳入 31 个研究的系统评价提示 NBI 诊断早期胃癌的敏感性、特异性分别是 90%、83%；而 FICE 尚缺乏与早期胃癌相关的设计严格的诊断试验，i-Scan 也仅限于早期胃癌相关的病例报道。在国内相关研究中，郭涛等将 143 例普通白光胃镜检查发现的 150 处胃黏膜局灶病变（黏膜隆起、凹陷及粗糙，黏膜发红或发白）纳入研究，放大内镜结合 NBI 诊断早期胃癌的准确性明显高于普通白光内镜（96.0% *vs.* 58.7%）。徐麟等经普通胃镜发现胃黏膜可疑病 56 例，行 NBI 放大内镜或靛胭脂染色检查，并进行靶向活检，共检出早期胃癌 16 例。NBI 放大内镜、靛胭脂染色诊断符合率分别是 94.6%、91.1%，NBI 与靛胭脂染色在胃黏膜腺管结构显示方面无明显差别，但 NBI 显示微血管形态明显优于靛胭脂染色。余世界等选取普通胃镜检查疑似早期胃癌 67 例，对疑似病灶的腺管结构及微血管形态分别进行放大内镜、FICE 联合放大内镜、靛胭脂染色检查联合放大内镜观察，并进行靶向活检，经病理诊断早期胃癌 17 例，放大内镜、FICE 联合放大内镜、靛胭脂染色联合放大内镜与病理诊断的符合率分别是 77.6%、97.0%、94.0%，FICE 联合放大内镜明显高于放大内镜，与靛胭脂染色联合放大内镜相近，而且 FICE 与靛胭脂染色在观察腺管结构方面无差异；但在观察微血管形态方面，FICE 明显好于靛胭脂染色。

在技术设备完善的内镜中心，电子染色内镜、放大内镜是目前最常用的早期胃癌内镜精查技术，联合运用有助于提高早期胃癌的诊断率，并有利于内镜下黏膜切除术判断病灶的边界与范围。但是，电子染色内镜、放大内镜设备昂贵，缺乏成本-效益比，一般不在早期胃癌筛查时常规使用，多在常规白光胃镜检查时发现疑似胃黏膜病变后再使用。

48. 癌与非癌的放大内镜鉴别诊断体系：VS 分型体系

近年来，相继有研究证实表面微细结构分型在早期胃癌诊断上的重要作用，特别是表浅凹陷性病灶。Yao 于 2009 年首创基于胃小凹微血管及腺管结构表面微细形态双重改变的"VS"分型体系，把微血管结构（microvascular，V）和表面微细结构（microsurface，S）分成规则、不规则和缺失 3 种类型，用以区分癌和非癌性病变。该分型法方法简单、准确性高，临床应用最广。

微血管（microvascular，MV）结构称之为"V"，其基本的解剖学结构包括毛细血管（capillary）、集合小静脉（collecting venule）和微小血管（microvessel），微小血管是包括无法归类的毛细血管或小静脉等的微小的血管的总称。微血管结构分为以下 3 型：①规则型：黏膜毛细血管呈对称分布和规律排列统一形状，可呈开放性攀状或闭合性攀状（多角形），其形状均一，分布对称且排列规则。②不规则型：微血管的形态呈开放性攀状或闭合性攀状（多角形）、蛇行状、分支状、奇异状等多样性，形状不均一，分布不对称，排列不规则。③缺失型：上皮内微血管缺失且部分黏膜表面附着白色不透明物质（white opaque substance，WOS）。

表面微细结构（microsurface，MS）称之为"S"，根据基本的解剖学结构分为隐窝边缘上皮（marginal crypt epithelium，MCE）、隐窝开口（crypt opening，CO）、隐窝间部（intervening part，IP）和 WOS。表面微细结构分为以下 3 型：①规则型：隐窝边缘上皮形态呈现均一的圆形 / 椭圆形 / 多角形 / 弧线形 / 线形，长度和宽度比例正常；对称分布，排列规则；若附着 WOS，会凸显其规则的网状 / 迷路 / 斑点状排列。②不规则型：隐窝边缘上皮形态呈现不规则的椭圆形 / 弧线形 / 线形 / 锯齿形等，长度和宽度比例失调；非对称分布且排列不规则；若附着 WOS，会凸显出其不规则和不对称分布的网状 / 斑点状排列。③缺失型：即隐窝边缘上皮或 WOS 等黏膜表面微细结构无法观察到。

根据"VS"分型标准，内镜表现为：①不规则微血管形态伴清晰边界；②不规则表面微细结构伴清晰边界。满足其一或均符合，则早期胃癌内镜诊断成立，如果两者都不符合，则诊断为非癌。根据 Yao 的调查，97% 的早期胃癌符合上述标准。我国的研究发现，按以上分型标准，无论冰醋酸、靛胭脂混合染色联合放大内镜技术或 NBI 联合放大内镜技术诊断早期胃癌，均有较高的准确性、敏感性和特异性，其阴性预测值接近 100%。但是，"VS"分型体系用于胃黏膜苍白病灶可致假阴性诊断；而隆起型肿瘤表面常伴有 WOS 覆盖，影响微血管的观察，亦容易误诊。

49. 早期胃癌浸润深度判断的技巧

早期胃癌浸润深度分类：早期胃癌根据其浸润的层次又可细分为黏膜内癌（MC）和黏膜下癌（SMC）。MC 又可分为 m1[上皮内癌和（或）黏膜内癌仅浸润固有膜表层]、m2（癌组织浸润固有膜中层）和 m3（癌组织浸润固有膜深层或黏膜肌层）。SMC 又可分为 sm1（癌组织浸润黏膜下层上 1/3）、sm2（癌组织浸润黏膜下层中 1/3）和 sm3（癌组织浸润黏膜下层下 1/3）。

胃癌发生于黏膜内，逐渐浸润至黏膜下层。黏膜内癌一般没有转移，黏膜下层癌约 15% 会出现转移。因此，决定治疗方法之前正确诊断胃癌的浸润深度是非常重要的。相比于食管早癌和结直肠早癌，早期胃癌的浸润深度目前还没有非常准确的判断方法，主要依靠内镜超声（endoscopic ultrasound，EUS），但缺乏统一的诊断标准，准确评估仍依靠术后标本的病理诊断。EUS 判断胃癌浸润深度的准确率仅为 80%～ 90%，对溃疡型胃癌或＞3cm 的病灶特别容易误判。EUS 对早期胃癌浸润深度的判断与白光 / 染色内镜相仿，而通过白光内镜和染色内镜下病灶大体形态来判断早期胃癌浸润深度的方法更加方便、快捷，易于推广。目前没有足够文献支持放大内镜联合 NBI 有助于判断早期胃癌的浸润深度。从大体形态来判断早期胃癌的浸润深度，需要反复的充气、吸气来观察病灶处胃壁的柔软度，并结合远景和近景来观察病灶及其周边的整体形态。

黏膜内癌可呈现隆起型、平坦型或凹陷型，但其表面基本上都是较为平坦的，可以看到胃小区纹理。隆起型癌的侧面与周边黏膜平面之间的角度呈锐角，而凹陷型癌则呈现为边界清晰的凹陷。

胃癌向黏膜下层浸润以后可以观察到 4 种表现：向上隆起、向下凹陷、胃小区纹理消失或皱襞融合。①向上隆起：胃癌向黏膜下层浸润形成块状物后，会向上隆起，这个隆起的侧面与周边黏膜平面之间的角度是钝角，与黏膜下肿瘤的侧面角度相似。0-Ⅱc 型癌的表面经常会出现隆起，如果是黏膜内癌，则凹陷内隆起的侧面与周边平面的角度是锐角；而如果浸润至黏膜下层后，在黏膜下层形成肿块后出现隆起，该隆起的侧面与周边平面的角度呈钝角，表面变得不规则。②向下凹陷：癌浸润至黏膜下层后，多数情况下表层会脱落，形成凹陷。一般在凹陷内见到更深的凹陷时要怀疑黏膜下层浸润癌。③胃小区纹理消失：黏膜肌层是形成胃小区纹理的基础，表层脱落的黏膜下层癌裸露出来的部分是看不到胃小区纹理的，所以，胃小区纹理消失是早期胃癌向黏膜下层浸润的特征性表现之一；有时早期胃癌可以不破坏黏膜肌层浸润至黏膜下层，此时浸润癌表层覆盖的是黏膜内癌，所以仍可见到胃小区纹理，但此时可以通过观察黏膜厚度，推测出黏膜下层浸润的存在。④皱襞融合：胃皱襞是由黏膜肌层和黏膜层向胃腔内突出而形成的。黏膜内癌时可见皱襞变细或肿大，但不会有融合。皱襞融合是由于浸润至黏膜下层的癌在黏膜下层形成肿块，从黏膜下层向上挤压皱襞之间的黏膜肌层而形成的。所以，如果存在有皱襞的融合现象，就可以诊断为黏膜下层浸润癌。

50. 早期胃癌边界判断的技巧

准确判断早期胃癌的边界十分重要，放大胃镜联合电子染色技术（NBI、FICE）是目前准确率最高的方法，可以通过观察病灶表面纹理和血管纹理来评估早期胃癌的边界。

普通白光内镜常规观察诊断早期胃癌边界的要点是色彩变化和凹凸。分化型腺癌一般呈边界清晰的发红病灶，但由于背景黏膜的炎症或 *H.pylori* 感染、肠上皮化生的影响等，可能边界会变得不清晰；未分化型腺癌一般呈边界清晰的发白病灶，但在背景黏膜为萎缩黏膜时，边界大多不清晰；隆起型病灶为分化型腺癌的情况较多，而凹陷型病灶既可能是分化型，也可能是未分化型，两者均有可能伴有 0-Ⅱb 型侧向浸润，故需要认真仔细地观察病灶与周边黏膜的差异。

靛胭脂对比观察法可使病灶的表面纹理变得更显眼、更易观察；在有黏液附着的情况下，表面纹理反而会变得更不清晰，所以应该将黏液冲去后再喷洒靛胭脂，才能获得良好的观察效果；但有些平坦的病灶，喷洒靛胭脂后反而边界变得不清晰。由于不同组织里酸的代谢不同，AIM 法（喷洒由 0.6% 的醋酸和 0.04% 的靛胭脂组成的混合液）可使肿瘤部分的色素被洗去，而非肿瘤部分的色素会沉着，因此病灶的边界会变得容易辨认。

在电子染色（NBI、FICE 技术）下放大观察表面纹理及血管纹理判断早期胃癌边界或组织学形态，需从背景黏膜开始逐渐移向病灶处，这样容易做出准确的判断。在胃癌的放大观察中，需要关注的是表面纹理和血管纹理。表面纹理中，如是腺窝状结构，需观察"不规则·大小不同·密度"；如是绒毛状结构，要观察"不规则·大小不同·密度·融合"。对于血管纹理，需要观察"粗细不同·走向不规则·血管网络"。根据癌的表面纹理和血管纹理与周边的差异，就可以诊断病灶的边界。但是，电子染色放大观察也有一定的局限性，有些病例在电子染色下放大观察也很难诊断其边界，其中代表性的是未分化型腺癌，这是因为未分化型腺癌组织在腺颈部向侧向浸润，但不露出在黏膜面上，其变化无法反映在表面纹理和血管纹理上。另一种情况是当背景黏膜和病灶均显示绒毛状结构时，边界的诊断也会比较困难。这种情况下，需要取肿瘤及非肿瘤部分分别活检，同时拍摄活检前后的照片；而且，需要考虑活检后血流的方向以决定活检的顺序。为了克服电子染色放大观察的局限性，一定要结合靛胭脂或AIM 在较广范围内进行诊断，最后组合几种方式进行综合判断。

51. 早期胃癌淋巴结转移评估缺乏有效方法

研究发现，8.4% ～ 20.1% 早期胃癌的患者可发生区域淋巴结转移，淋巴结转移率明显低于进展期胃癌，因此容易被临床医师所忽视。但是，有无淋巴结转移却是影响胃癌预后的独立危险因素之一。Gunji 等随访 305 例早期胃癌患者，发现无淋巴结转移者术后五年生存率达 94% 以上，而发生淋巴结转移者，五年生存率明显下降，若超过 4 枚淋巴结出现转移，则术后五年生存率可降至 81.4%。因此，了解早期胃癌的淋巴结转移规律，对选择合适的治疗策略、判断患者预后等方面具有重要的意义。

早期胃癌的淋巴结转移主要与浸润深度密切相关，黏膜内癌（T1a）淋巴结转移率为 0～6.4%，黏膜下癌（T1b）为 9.7%～24.3%，T1b 癌明显高于 T1a 癌。肿瘤大小、部位、分化程度、大体类型、脉管癌栓与淋巴结转移的相关性研究结果还不一致，多数研究倾向于癌灶＞3.0cm、低分化、脉管癌栓阳性、凹陷性者淋巴结转移率明显增高。

至今仍缺乏评估早期胃癌淋巴结转移的有效方法，临床上常用的方法有 EUS、CT、MRI 和 PET-CT。

（1）EUS：EUS 为胃肠道肿瘤局部分期的最精确方法，常用于区分黏膜层和黏膜下层病灶。EUS 能发现直径 5mm 以上的淋巴结。淋巴结回声类型、边界及大小作为主要的判断标准，认为转移性淋巴结多为圆形、类圆形低回声结构，其回声常与肿瘤组织相似或更低，边界清晰，内部回声均匀，直径＞1cm。董琳等研究外科手术前 EUS 诊断 T1 期早期胃癌的患者 34 例，其中 EUS 诊断 N0 期 13 例、N1 期 18 例、N2 期 3 例。术后病理诊断 T1 期 32 例，符合率 97%；病理诊断 N0 期、N1 期、N2 期分别是 12 例、16 例、6 例。徐国良等对 320 例经胃镜活检证实胃癌的患者行 EUS，并与根治性手术病理对照，结果 EUS 对胃癌 T 分期的准确率分别为 T1 期 93%、T2 期 85%、T3 期 80% 和 T4 期 87%，其中 T1 期最准确；对胃癌无（N0）、有（N+）淋巴结转移判断的准确率较高，分别为 N0 85% 和 N+90%；而对 N 分期判断的准确率则较低，分别为 N1 期 61%、N2 期 39% 和 N3 期 28%；对较大淋巴结（直径＞ 0.5cm）的判断较准确，而对较小淋巴结（直径＜ 0.5cm，尤其＜ 0.3cm）则难以判定是否为转移淋巴结。关于血管与淋巴结的鉴别，可通过移动镜身从不同角度观察，也可通过彩色多普勒功能加以判别。此外，术前 EUS 还可用于预测内镜切除的安全性（包括操作时间和出血风险）。

（2）CT：CT 检查主要用于判断胃癌有无远处转移。CT 对进展期胃癌的敏感性为 65%～ 90%，早期胃癌约为 50%；T 分期准确率为 70%～ 90%，N 分期为 40%～ 70%。因而不推荐使用 CT 作为胃癌的首选诊断方法，仅用于评估远处转移以及辅助 EUS 评估局部淋巴结侵犯。

（3）MRI：增强肝脏 MRI 检查对了解胃癌的远处转移情况与增强 CT 的准确度基本一致，但对胃癌 N 分级的准确性和诊断淋巴结侵犯的敏感性低于 CT 检查，因而不推荐使用 MRI 评估早期胃癌淋巴结侵犯。

（4）PET-CT：PET-CT 对胃癌各站转移淋巴结的检出敏感性均较低，特别是对 N1 期，显著低于 CT。并且 PET 检查费用较高，故不推荐应用 PET-CT 对早期胃癌淋巴结侵犯进行评估。

考虑到成本效益，推荐使用 EUS 或 CT 检查作为评估早期胃癌术前是否存在淋巴结转移的方法。

52. 提高胃黏膜活检精准度的原则和技巧

胃镜检查及胃镜下胃黏膜活检是诊断胃癌的金标准，因此，对胃内可疑病灶进行规范化活检是提高早期胃癌检出率的关键。胃镜检查发现可疑病变后，究竟应该在何处取活检组织是值得探讨的，对病灶做多块、多方向的活检是提高胃镜下活检病理诊断正确性的重要一环，但大量的活检并不好，对于早期胃癌钳取活检的块数太多可能会弊大于利。不仅容易出血，还容易引起病变部位的纤维化，有可能造成内镜下切除困难；还有可能使病变本身的形态特征消失，病变切除后成为无法进行病理诊断的标本，影响对早癌发生发展的研究。因此，在临床工作中不断总结并掌握胃黏膜活检的规律和原则非常重要。

活检部位的不恰当选择可能造成病理的过低诊断，对于早期胃癌而言，在正常和非正常交界部位进行活检利于病理诊断，尤其是利于高分化腺癌的诊断。为了提高活检的精准性，要求内镜医师必须真正掌握内镜诊断和内镜图像分析技术，推荐尽可能在肿瘤和非肿瘤交界处及肿瘤的部位进行活检。

不论使用何种活检钳，均应采取一人一钳法。调整胃镜的插入深度和角度，尽量获得病变的正面图像，并使活检钳尽可能垂直地指向活检部位。如遇溃疡性病变，应使张开的钳瓣与溃疡边缘垂直。要格外重视第一块活检标本的取材部位，发现病变后，首先应仔细观察其全貌，选择病变最显著、最典型或最可疑的部位作为第一块取材的活检部位，尤其是病变尚处于早期，其范围很小时更应注意这一点。活检时不要集中在一处，分散取材获得阳性率的机会更多。在不同部位取活检时，根据部位高低，先在低处活检，后在高处活检，避免血液流至低处遮盖病灶。活检一定要在直视下进行，当遇到血迹或黏液较多掩盖病灶时，要进行冲洗或吸引，待看清病灶时再活检。一定要避开血管、避开出血灶，以免引起或加重出血。怀疑为静脉曲张或静脉瘤时，禁止做活检。一般不要在溃疡中心最深处活检，以防穿孔。

对于隆起型病灶，应该在病灶顶部（充血、糜烂等）及其基底部（糜烂、凹凸不平、色泽改变等）活检，内镜诊断为息肉的隆起型病灶，也可以完整切除后送检；平坦型病灶，应该在病灶周边或中央、黏膜皱襞中断处活检；浅凹陷性病灶，主要在基底部取材；溃疡型病灶，应该在溃疡边缘黏膜隆起的顶部或内侧黏膜多点活检，有环堤的溃疡应在环堤内缘四周取材；局部黏膜病灶，也可根据染色、放大内镜观察的结果，针对最可疑或最典型的病变部位进行活检。活检的块数根据病变的范围和大小确定。对于可疑病灶，若病灶 > 1cm，取标本数 ≥ 2 块；病变 > 2cm，取标本数 ≥ 3 块；病变 > 3cm，取标本数 ≥ 4 块。标本应足够大，深度应达黏膜肌层。理想的组织块应当包括黏膜肌层在内，才适合病理学诊断。

胃镜下发现可疑肿瘤时，首先根据肉眼形态推测可能的组织学类型和病变大小。分化型腺癌形成腺管，在其间质中伴有血管增生，故多数呈现发红的颜色，肉眼形态可以是从0-Ⅰ型到0-Ⅲ的多种形态，病灶的边界清晰。未分化癌不形成腺管，癌细胞一个一个地以腺颈部为出发点，分散地向侧方进展，故多数呈发白的颜色；发生于胃体腺领域时，一般表现为边界清晰的不规则凹陷；发生于萎缩黏膜中时，表现为边界极不清晰的Ⅱb型癌。在此基础上再施行活检，即使取一块组织标本也能够获得足够多的病理学信息。

在萎缩黏膜的背景上发生的分化型癌多为边界清楚的隆起型病变，靛胭脂染色可使病变部位更为明确。在萎缩黏膜的背景上发生的未分化型癌一般表现为边界极不清晰的0-Ⅱb型癌，如果病变向口侧发展，切除范围肯定要扩大，为了明确病变的范围，需要进行范围活检（阴性活检）。

由于病灶周围的胃炎改变致使病变范围不清晰、黏膜表面改变不明显、病变范围难以确定时，应该在推测的病变界线外侧和内侧均取活检，结合胃镜下病变的范围诊断进行确认。

胃黏膜出现异常的溃疡、糜烂、结节、发红、褪色、颗粒、皱襞突然变平、凹陷、纠集、僵直、边缘不规则、溃疡环堤锯齿状等，胃镜检查判断不正常甚至怀疑为胃癌，活检病理检查仅为低级别上皮内瘤变（LGIN）时，应警惕胃癌漏诊，必须建立科学管理、定期随访和胃镜复查制度，有时需要经过多次胃镜活检才能明确诊断；经过一段时间的规范治疗，病灶依然存在或愈合后又复发，活检病理检查仍为 LGIN，可结合病灶情况采用胃镜下大活检、内镜下黏膜切除术（EMR）或内镜黏膜下剥离术（ESD）治疗，切除标本做病理学检查以进一步明确病灶性质。

发现胃黏膜可疑病灶，胃镜活检病理检查为高级别上皮内瘤变时，应警惕胃癌漏诊，建议再行胃镜检查和多块、多方向活检病理检查；胃镜下具有明确病灶，形态上具有胃癌的若干特征性表现，但活检病理检查为高级别上皮内瘤变，无法确定浸润性癌时，可以根据病灶情况选择内镜下微创切除、腹腔镜切除或外科开腹手术。此类病例手术后病理学检查大多为胃癌，其中有相当部分为早期胃癌。

靶向诊断技术可协助对已检出的可疑病灶进行定性诊断，此类技术的突出代表有电子染色（NBI、FICE）联合放大内镜、激光共聚焦显微内镜和高分辨率显微内镜。尤其是激光共聚焦显微内镜和高分辨率显微内镜，被认为是实时的组织学诊断手段。

53. 加强与病理医师的沟通，提高诊断准确性

与外科手术切除的大体标本相比，内镜下钳取的活检组织体积非常小，可供病理诊断的信息量有限。因此，为了提高胃黏膜活检组织诊断的准确性，内镜医师必须提供充分的临床信息。除临床诊断外，病理申请单上如果不标明是否有"发红""糜烂""除

外恶性"等，病理科医师也无法做出正确诊断。所以，建议内镜医师主动利用病理申请单这个与病理医师沟通的良好渠道，为病理医师提供尽量多的临床信息。在病理申请单上必须提供包括：客观、简明扼要的内镜下所见，活检取材部位，内镜下诊断，对病理医师诊断有哪些要求等信息。此外，详尽的申请单内容还应该包括内镜操作者是如何考虑的，希望了解哪些病理信息，以便于能够重新评估和反省。这也是同时提高内镜医师和病理医师自身诊断技术水平必不可少、方便有效的环节。

面对复杂的临床情况，内镜医师应该主动与病理专业医师进行沟通，面对面沟通最好。对于消化内镜医师而言，提高早期胃癌内镜诊断水平的不二法则就是对每一例内镜诊断和病理的结果不断进行对比分析。我们每天完成大量的内镜检查和治疗任务，其中书写内镜诊断报告是一个非常重要的环节，当遇到活检病理检查结果与内镜下肉眼所见有出入，或出现较大的问题时，一定不能犯经验主义错误，想当然地做出诊断或抱着无所谓的态度置之不理，应及时与病理医师取得联系，进行电话沟通或面对面沟通，互相通报情况，不放过任何可疑线索，使病史、宏观、微观结合起来对患者做出恰当的诊断。内镜医师与病理医师之间培养良好的沟通习惯并长期坚持，这是一个值得提倡、非常有效地提高早癌诊断水平的工作方法。一些患有浸润性胃癌而被漏诊的患者，并不是内镜医师未能发现蛛丝马迹，而是因为患者面对阴性或者模棱两可的活检病理检查结果，又未能获得医师的及时指点，从而贻误了最佳就诊时机。如何最大限度地避免活检假阴性，如何最大限度地提高"眼见为实"的内镜形态学诊断与病理组织学诊断的一致性，是内镜医师和病理医师共同面临的实际问题。内镜医师在与病理医师保持顺畅沟通的同时，提倡内镜医师还要具有挑战活检病理学诊断的勇气，遇到两项诊断结果不一致的情况，即使活检病理报告为阴性时仍应坚持自己的肉眼判断，不要轻易改变自己的立场而导致临床漏诊。

参考文献

1. 卫生部疾病预防控制局，癌症早诊早治项目专家委员会. 癌症早诊早治项目技术方案（2011 年版）. 北京：人民卫生出版社，2011：45-46.

2. Yao K.The endoscopic diagnosis of early gastric cancer.Ann Gastroenterol，2013，26（1）：11-22.

3. Yada T，Yokoi C，Uemura N.The current state of diagnosis and treatment for early gastric cancer.Diagn Ther Endosc，2013，2013:241320.

4. Kim KO，Ku YS.Is image-enhanced endoscopy useful for the diagnosis and treatment of gastrointestinal tumor?Clin Endosc，2013，46（3）：248-250.

5. 钱之欣，占强. 消化内镜特殊光学处理成像技术及其应用. 医学综述，2010，16（18）：2829-2832.

6. 余世界，沈磊，罗和生，等. 智能染色内镜对早期胃癌的诊断价值探讨. 中华消化内镜杂志，2011，28（9）：502-505.

7. Kodashima S，Fujishiro M.Novel image-enhanced endoscopy with i-scan

technology.World J Gastroenterol，2010，16（9）：1043-1049.

8. 小山恒男 . 胃癌 ESD 术前诊断 . 陈佩璐，钟捷，译 . 沈阳：辽宁科学技术出版社，2015：20-54.

9. 李兆申，金震东，邹多武 . 胃肠道疾病内镜诊断与治疗学 . 北京：人民卫生出版社，2009：239-244.

10. Uedo N，Fujishiro M，Goda K，et al. Role of narrow band imaging for diagnosis of early-stage esophagogastric cancer: current consensus of experienced endoscopists in Asia-Pacific region.Dig Endosc，2011，23 Suppl 1:58-71.

11. Hayee B，Inoue H，Sato H，et al.Magnification narrow-band imaging for the diagnosis of early gastric cancer: a review of the Japanese literature for the Western endoscopist.Gastrointest Endosc，2013，78（3）：452-461.

12. 何振，李延青，于涛，等 . 共聚焦激光显微内镜对胃癌病理分型的诊断价值 . 中华消化内镜杂志，2010，27（3）：119-122.

13. Allum WH，Blazeby JM，Griffin SM，et al.Guidelines for the management of oesophageal and gastric cancer.Gut，2011，60（11）：1449-1472.

14. 胡祥 . 日本《胃癌治疗指南》（第 3 版）解读 . 中国实用外科杂志，2010，30（1）：25-30.

15. Mandai K，Yasuda K.Accuracy of endoscopic ultrasonography for determining the treatment method for early gastric cancer.Gastroenterol Res Pract，2012，2012:245390.

16. Yamamoto S，Nishida T，Kato M，et al. Evaluation of endoscopic ultrasound image quality is necessary in endosonographic assessment of early gastric cancer invasion

depth.Gastroenterol Res Pract，2012，2012:194530.

17. 金震东，李兆申．消化超声内镜学．2 版．北京：科学出版社，2012：269-279．

18. De Angelis C，Pellicano R，Manfrè SF，et al.Endoscopic ultrasound in the 2013 preoperative evaluation of gastric cancer.Minerva Gastroenterol Dietol，2013，59（1）：1-12.

19. Kikuchi D，Iizuka T，Hoteya S，et al.Prospective Study about the Utility of Endoscopic Ultrasound for Predicting the Safety of Endoscopic Submucosal Dissection in Early Gastric Cancer（T-HOPE 0801）.Gastroenterol Res Pract，2013，2013:329385.

20. 刘相文，孙波，国同歌，等．16 排螺旋 CT 在胃癌诊断中的应用．中国实验诊断学，2010，14（6）：958-959．

早期胃癌诊断面临的困难和问题

54. 我国早期胃癌检出率明显低于日本

在东南亚国家，包括中国、日本和韩国，胃癌的患病率大约为 30/10 万，我国有些地区甚至高达 100/10 万。日本每年都有大规模的无症状人群内镜筛查，随着诊断能力的提高，更多的早期胃癌被检出，早期胃癌的检出率高达 70% 以上；而我国由于具体国情未能开展大规模胃癌普查，目前主要对门诊有症状的患者进行胃镜机会性筛查，早期胃癌的检出率仅占胃癌的 10% 左右，总体上诊断水平同日本相比差距明显。

造成目前我国早期胃癌诊断率低的原因有多方面，如患者的原因、医师的因素，甚至国家经济、人口以及政府财政和政策的问题，概括地讲主要包括以下几个方面：①我国为胃癌高发区，但目前未实施全国性胃癌筛查项目，早期胃癌的诊断只依赖于机会性筛查，虽然在主要大城市内镜检查已经普及，但在农村地区仍明显受限。②人民群众胃癌防治知识缺乏及主动胃镜检查的意识薄弱。有症状才就诊、找医师检查的传统观念在我国仍然十分牢固，特别是胃镜检查，很少有患者没有相关症状和检查提示而来进行胃镜检查。随着生活水平的提高，定期体检的人群逐步增多，但大多数仍然只愿意接受常规血液、体液、彩超及 CT 等无创检查，导致体检中胃镜检查率低。③胃镜医师工作量太大，尤其是高级别医院，单位时间内检查患者人数多，内镜检查术前准备欠充分，检查时间往往较短，导致检查不够细致。④早期胃癌的诊断准确率依赖于内镜医师的技术水平，欠缺经验的内镜医师往往不能发现病变。由于我国缺乏系统的内镜医师培养体系，国内内镜医师培养基本采用以"师傅带徒弟"的模式，且缺乏可遵循的统一、规范的内镜检查标准，因此内镜医师在内镜检查及操作水平方面参差不齐，特别是在基层医院缺乏有经验的胃镜医师，对早期胃癌的认识和重视不足。⑤胃镜检查流程不规范。⑥活检局限性导致的漏诊是早期胃癌诊断率低的原因之一。⑦缺少有效、简便、准确及可普及的筛查方法。

近年来，为了提高早期胃癌的检出率，中华医学会消化内镜学分会做了大量有益的开创性工作，为早期胃癌的诊断打下了坚实的基础。在此基础上，加强了早期胃癌健康宣教，努力培养消化内镜医师发现早期胃癌的强烈愿望，巩固了消化内镜医师诊断的基本功，建立了规范的消化内镜诊断流程，重视内镜新技术的研发和临床应用，同时建立了一套适合我国人群的筛查方案，逐

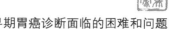

步开展多种模式相结合的胃癌筛查工作。相信经过这些努力，我国早期胃癌的诊断率必定可以大大提高。

55. 早期胃癌漏诊是世界性问题，但在我国尤为突出

我国的胃癌发病率和病死率均居世界前列，胃癌的早期识别和干预对预后具有重要作用。但在临床实际工作中，至今存在着严重的漏诊和误判现象。国内外普遍认同首次胃镜检查诊断良性病变起 1 年内明确诊断胃癌者为漏诊；而 1 ~ 3 年内检出胃癌者为可能漏诊；3 年以上发生胃癌者属于新生癌。日本细川治调查发现，内镜临床操作经验 10 年以下的医师胃癌漏诊率约为 25%，内镜操作经验 10 年以上者的胃癌漏诊率为 10% ~ 20%。而 Hosokawa 等发现，内镜临床操作经验 10 年以下的医师胃癌漏诊率为 32.4%，而 10 年以上内镜操作者漏诊率为 19.5%。Hosokawa 等回顾研究了 37 094 例接受胃镜检查者，其中胃癌 659 例，复习患者既往 3 年间胃镜检查结果显示，确定漏诊 155 例，漏诊率为 23.5%；继而再扩大样本数量至 51 411 例患者，结果显示胃癌漏诊率为 25.8%。英国 Yalamarthi 等对 305 例确诊为胃癌的患者进行回顾性研究，发现胃癌确定漏诊率为 7.2%，可能漏诊率为 2.6%，合计占本组患者的 9.8%。我国胃癌漏诊、误诊的情况时有报道，但鲜有大宗、系统的调查或研究结果，复习近 3 年的文献结果不一，胃镜检查中胃癌的漏诊率为

12.3% ～ 38.6%。

导致胃癌漏诊的原因很多，内镜医师操作经验、发现病变部位、病变形态和活检数量等均是影响早期胃癌漏诊的因素。早期胃癌发生在胃贲门或胃体，尤其是小弯侧或后壁，通常容易漏诊；发生在胃食管连接处近胃侧的早癌漏诊率通常明显高于其他部位。早期胃癌的漏诊率与内镜医师临床操作经验密切相关，在许多基层医院，早期胃癌漏诊的主要原因是胃镜操作者缺乏对胃癌形态表现的多样性和复杂性的认知，以致识别能力不足而导致漏诊。内镜下病变形态也是影响早期胃癌漏诊的原因，其中 0- Ⅱ c 型和 0- Ⅱ b 型更容易漏诊。国内外文献报道 0- Ⅱ c 型早期胃癌的漏诊率高达 55% 左右，而 0- Ⅱ b 型早期胃癌漏诊率也在 40% 左右，因此在胃镜检查中，但凡黏膜出现异常的糜烂、红晕、褪色或黏膜皱襞突然变平、凹陷、纠集、僵直、边界不规则和治疗后不愈合或愈合不良的溃疡者，均需考虑早期胃癌。胃黏膜活检的数量同样影响漏诊率，活检块数≥ 4 块，漏诊率明显低于活检少于 4 块者；内镜下正确取材对提高早期胃癌诊断率十分关键，胃镜下病灶活检取材数量偏少或取材偏离癌组织集聚处，均可导致未取到癌组织而误诊为良性病变。

内镜医师避免漏诊最关键的是必须认真对待每一个病例。胃镜检查中规范化操作要做到谨慎再谨慎、细致再细致。提高普通白光内镜下对早期胃癌的识别技能，发现更多可疑病灶，提高定性诊断的能力是内镜医师真正的工作重心所在。良好的术前准备、应用祛泡剂和祛黏液剂和术中尽可能地吸去黏液以确保胃镜

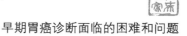

下视野清晰，对检出早期胃癌至关重要。适当地注气和吸气对避免遗漏病灶非常重要，但其常未能得到应有的重视。凡遇黏膜粗糙不平、发红、发白、红斑、浅小糜烂、溃疡及小结节样增生等（尤其是孤立性病灶），均应行常规活检病理检查。有条件的医院可积极开展色素内镜、放大内镜和电子染色内镜、共聚焦激光显微内镜或高分辨率显微内镜等新的诊断技术，提高早期胃癌检出率。同时，应强调临床定期随访复查制度，尤其加强胃癌前病变的随诊，并对各次检查结果进行前后对比。

此外，应该高度重视以下几种类型胃癌的漏诊和误判。

（1）浅表扩散型早期胃癌：胃癌灶直径 ≥ 4.0cm，在形态表现及侵袭方式等方面与其他类型胃癌有明显差异，病灶大多表浅，内镜直视下表现为浅小溃疡、黏膜粗糙颗粒样变或糜烂状，隆起型病灶少见。与正常黏膜的界限常常不易分辨，文献报道26例浅表扩散型早期胃癌患者，共行37次胃镜检查，仅有3次正确判断了病灶范围。内镜下未能识别导致活检取材少且表浅，病理检查常为慢性胃炎或 LGIN，正确估测此类早期胃癌的重要性在于为外科手术切除或内镜黏膜下剥离术（ESD）提供正确的边界信息，避免因边界不清或误判造成切缘癌瘤残留，甚至再次手术治疗。

（2）弥漫浸润型胃癌（皮革胃）：皮革胃是我国胃癌漏诊、误判中最常见的一种类型，占进展期胃癌的5% ～ 15%，病理上以低分化腺癌、印戒细胞癌为主，病灶范围广，预后较其他类型胃癌差。内镜下一般不伴有明显的增殖灶，肿瘤组织中存在大量的纤维样组织浸润，导致胃黏膜增厚、僵硬、胃蠕动减弱，最后产生胃腔狭小呈隧道状，癌细胞散在分布且较深，常规病理学活检盲目性大，阳性率不高，成为内镜漏诊和误判的重要原因。皮革胃中很多是由 0- Ⅱc 型胃癌病灶发展而成的；内镜下注气后胃腔扩张缓慢、胃蠕动减弱，即便内镜下没有发现明显病灶，也要警惕皮革胃的可能。广泛浸润的皮革胃患者也可产生深溃疡、大结节等增殖性病灶。内镜下怀疑胃癌特别是皮革胃，活检病理学检查报告无异常发现时，一定要行超声内镜检查、上消化道钡餐造影或 CT 检查。这些检查的诊断阳性率高于常规胃镜。

（3）形似胃炎样胃癌：临床上缺乏特异性表现，内镜检查中极易误诊为慢性胃炎，异常病变主要表现为黏膜发红或褪色、黏膜表面出现粗糙及颗粒样改变、小糜烂或表浅小溃疡等。临床上形似胃炎样的胃癌大多为早期胃癌，多为平坦型 0-Ⅱb 型早期胃癌，也可为形似早期胃癌的进展期胃癌，甚至为弥漫浸润性胃癌。因此，胃镜下见到黏膜粗糙且触碰容易出血的病灶，尤其是呈现不规则的斑片状糜烂，其边缘呈虫咬状或不平整，或孤立性黏膜发红、褪色，都应该在胃镜下仔细观察和识别，对可疑病灶行多块、多方向的深活检，可以提高诊断的阳性率。

56. 现有内镜诊断体系难以发现微小胃癌

早期胃癌的特殊类型，微小胃癌（micro gastric cancer）是

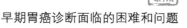

指病灶最大径 ≤ 5mm 的早期胃癌。电子胃镜是目前发现早期胃癌最有效的方法，白光内镜对早期胃癌检测的敏感性和特异性为 60% ～ 70%，随着内镜成像技术的不断进步，电子染色技术联合放大内镜对早期胃癌检测的敏感性和特异性可达到 90% 以上。然而，现有内镜诊断体系到底能发现直径多大的早期胃癌，对微小胃癌能否实现有效检测尚无定论，亦无相关的研究报道。考虑到早期胃癌，尤其是微小胃癌大多采用内镜下微创治疗的方法，我们通过复习国内外 EMR、ESD 治疗早期胃癌相关文献，分析 EMR、ESD 术后早期胃癌标本大小，推测现有内镜诊断体系对微小胃癌的诊断情况，也可以说明一定的问题。崔盈盈等统计了 386 处经 ESD 切除的早期胃癌病变大小，发现最小病变直径为 15mm；复旦大学附属中山医院等对 3668 例早期胃癌 ESD 术后标本大小进行统计，结果显示病变最小直径为 12mm；日本 Hoteya 等测量 572 例早期胃癌 ESD 术后标本大小，发现范围在（21.3±16.1）mm；Oka 等测量了 195 例标本，病变大小范围在（19.4 ± 13.2）mm；韩国 Park 等对 189 例标本大小测量结果与日本学者相近。综合分析，国内外文献报道的经 EMR、ESD 切除的早期胃癌标本大小均在 5mm 以上，大部分超过 10mm，说明现有内镜诊断体系对微小胃癌的检测能力有限，难以发现直径小于 5mm 的微小胃癌。

早期胃癌检出率低、漏诊率高的问题，一直是国内外内镜医师关注的热点问题。如何发现更多的早期胃癌，尤其是提高微小胃癌的识别水平？消化内镜分子影像学技术提供了新的思路，应该引起我们的高度关注。基础研究结果表明，分子成像可以实现肿瘤的超早期高灵敏检测，将分子影像与消化内镜结合，可能会成为内镜下微小胃癌检测的有效方式。

（屈亚威　整理）

57. 不典型病灶识别的难度不断增加

目前随着我国社会发展、环境变迁、人口结构以及人们生活方式的变化，主要因吸烟、饮酒、情绪紧张、药物刺激等因素引起的消化性溃疡发病率逐渐增高，成为一种常见病和多发病，给患者带来极大的痛苦，导致患者生活质量下降。质子泵抑制剂（proton pump inhibitors，PPIs）是目前治疗消化性溃疡最先进的一类药物，它通过高效、快速抑制胃酸分泌和清除 *H.pylori* 而达到快速治愈溃疡的目的。PPIs 用于治疗酸相关性疾病，是近十几年来临床应用广泛、疗效最好的药物。由于 PPIs 的良好疗效，深受患者的欢迎，已经成为很多家庭的常备日常用药，不少患者出现上腹痛、烧心、反酸等症状时，不去医院就诊，而是到药房购买 PPIs 自行服用，有人甚至在饮酒前后自行服用 PPIs "保护胃黏膜"，有人长期不间断地服用 PPIs。PPIs 使用的普遍性和随意性令人担忧。

研究人员对 PPIs 的潜在不良反应十分关注，特别是在长期使用时。据 WHO《药物情报》报道，应用西咪替丁、法莫替丁、尼扎替丁、雷尼替丁等 H2 受体拮抗剂治疗溃疡时，可掩盖胃癌的症状，贻误诊断和治疗。作用更强的 PPIs 能迅速控制症状并发挥治疗溃疡的作用，掩盖胃癌症状的作用更强，甚至给胃镜诊断造成困难，使本来有治愈希望的胃癌变得不可治愈。

PPIs 等抑酸药能迅速缓解消化性溃疡、胃炎等症状，很容易让患者和医师低估了相关症状的临床价值；抑酸疗法可促进癌性溃疡及相邻溃疡病变边缘的正常黏膜生长、病变愈合或缩小，在内镜下呈现良性外观，不易发现和识别导致漏诊。部分溃疡型胃癌经过 PPIs 的抑酸治疗后，溃疡面有所缩小甚至"愈合"，使得本来形态学特征就不明显的早期胃癌变得更加不典型，识别的难度更大；这种临床上称为"假性愈合"的现象是溃疡型胃癌的临床特征之一，尽管溃疡面外观已经"愈合"，但再生黏膜或黏膜下仍有癌组织浸润。研究证明，患者出现不适症状，在接受胃镜检查等明确诊断前服用 PPIs 对症治疗的方法是不可取的；胃镜诊断前应用 PPIs 不仅会掩盖胃部病变，甚至延迟诊断；PPIs 使用 1 周以上，可使溃疡型胃体癌漏诊率达 6.7% ～ 9.4%，溃疡型胃窦癌漏诊率达 10.0% ～ 12.6%；漏诊病例多为 0-Ⅱc 型早期胃癌，其他类型少见。因此，患者若出现上消化道症状，应立即实施胃镜检查，或在胃镜检查前数周停用抑酸治疗；如已经接受 PPIs 治疗，胃镜检查发现胃溃疡愈合灶或溃疡瘢痕，应仔细观察并对溃疡愈合灶或瘢痕行多块活检病理学检查。病理报告为阴性时，也应定期随访复查，部分"假性愈合"的溃疡型胃癌患者仍能被检出。

58. 活检的局限性是早期胃癌漏诊的主要原因

由于早期胃癌诊断缺乏血清标志物，X 线钡餐及 CT 等检查的敏感性和特异性尚不强，胃镜已经成为国内外公认的胃癌诊断环节中的首选方法。无论是早期胃癌或进展期胃癌，均可经胃镜直视下观察并钳取活组织进行病理学检查以做出正确诊断。胃镜活检是早期胃癌诊断的主要手段，随着内镜技术的不断发展，胃镜诊断胃癌的准确性也大幅提高，但由于胃镜取材范围的限制、活检的随意性，以及胃癌的异质性、病变分布的不均一性，胃镜活检存在一定的局限性，导致一定的漏诊和误诊。

国外一项包含 293 例胃镜活检诊断为低级别上皮内瘤变患者的研究，EMR 切除后经病理检查证实有 27 例为高级别上皮内瘤变，24 例为癌，随访的 17 例中有一例为高级别上皮内瘤变，胃镜活检病理诊断结果与 EMR 术后病理诊断结果的一致性为 82.3%。国内吴小东等研究了胃镜活检与外科病理检查对早期胃癌病理诊断的一致性，研究发现，术前胃镜活检与术后病理诊断一致率为 62.7%，不一致率为 37.3%；术前病理与术后病理在早期胃癌的分化程度上诊断一致率为 76.0%，不一致率为 24.0%。吴云林等对 465 例低级别上皮内瘤变患者平均随访 12.8 个月，平均接受胃镜检查 3.2 次，共检出胃癌 57 例，占低级别上皮内瘤变患者的 12.3%，其中早期胃癌 38 例；对 120 例高级别上皮内瘤变患者的研究中，共检出胃癌 104 例，其中早期胃癌 56 例，进展期胃癌 48 例；在平均仅 1 年的时间里，上皮内瘤变患者中检出如此多的胃癌，表明其中不少胃癌患者实属漏诊。程树红等研究了早期胃癌和胃黏膜高级别上皮内瘤变胃镜下漏诊的原因，总结分析了胃镜活检漏诊病例病变部位、病变形态、内镜医师临床操作经验、活检数量与漏诊的关系，结果显示总漏诊率为 37.6%，食管胃连接处漏诊率最高（61.1%），胃窦处病变漏诊率最低（22.9%）；低年资医师（≤ 3 年内镜临床操作经验）漏诊率为 45.6%，高年资医师（> 3 年内镜临床操作经验）漏诊率为 25%；0-Ⅱc 型胃癌漏诊率高达 55.8%，0-Ⅱb 型胃癌漏诊率为 40.0%，0-Ⅰ 型漏诊率最低为 12.5%；活检 1 块、2 块、3 块标本的漏诊率分别为 63.6%、57.9%、55.6%，活检 4 块以上的漏诊率为 22.2%；结果发现病变部位、内镜医师临床操作经验、病变形态和活检数量都是影响早期胃癌漏诊的原因。

导致胃癌漏诊的原因很多，活检的局限性是主要原因之一。近几年，活检局限性问题已经引起国内外学者的高度关注。因此，在临床工作中不断总结并掌握胃黏膜活检的规律和原则，对胃内可疑病灶进行规范化活检是提高早期胃癌检出率的关键。研发新的靶向诊断技术协助对已检出的可疑病灶进行定性诊断，以指导活检、提高活检的精准度是今后重要的研究方向之一。

59. 未分化型早期胃癌的边界识别困难

早期胃癌边界识别是决定能否实现病变完整切除的重要因素之一，不清晰的边界可能会影响内镜切除的效果，导致肿瘤残存，进而引起胃癌复发以及再次内镜切除或外科手术切除。目前常用的病变边界识别方法主要包括普通白光胃镜常规观察评估、色素内镜或电子染色技术联合放大内镜评估。

研究表明，电子染色技术（NBI、FICE）联合放大内镜可精细评估正常与异常黏膜之间的边界结构，精确诊断早期胃癌边界并增加 EMR、ESD 术后切除标本侧缘的阴性率。Takeuchi 等对 139 例早期胃癌单独使用 0.2%靛胭脂染色观察，276 例早期胃癌染色内镜下 NBI 联合放大内镜观察，对照 ESD 后 2 组切除标本侧缘的阴性率比较，结果所有的病例中 9 例（2.2%）侧缘阳性。当色素内镜能清晰观察病灶边界时，侧缘阴性率在两组间差别不明显；当色素内镜不能清晰观察病灶边界时，使用 NBI 联合放大内镜后侧缘阴性率达 96.2%，色素内镜组为 71.4%。Shu 等得到类似的结果，使用放大内镜联合靛胭脂染色可以确定普通内镜无法确定的不清晰边界，准确率是 72.6%。Takashi 等开展的一项研究表明，在 350 例早期胃癌中，有 284 例可以通过放大内镜判断边界，余下的 62 例中 45 例可以通过放大内镜联合电子染色技术进一步确定边界，但还有 17 例边界无法确定。

综合分析国内外文献报道，使用普通胃镜评估早期胃癌边界的准确性约为 80%，使用 NBI 或 FICE 联合放大内镜评估

早期胃癌边界的准确性约为 95%。边界识别困难的早期胃癌
主要是未分化型，特别是在萎缩黏膜基础上发生的未分化型早
期胃癌。Takashi 和 Kiyotoki 的研究表明，即使采用放大内镜
联合电子染色技术，对于未分化型早癌边界识别准确性也仅有
50%～60%。Tanabe 等对促使早期胃癌边界不清晰形成的因素
进行分析，发现肿瘤直径≥ 21mm、肿瘤表面平坦、轻度非典型
腺癌、胃黏蛋白表型（G 型）腺癌、癌细胞侵入黏膜的中间部位
等是早期胃癌不清晰边界形成的因素。如何克服这些影响因素，
提高早期胃癌尤其是未分化型早期胃癌边界识别水平，是今后值
得关注的问题。

（屈亚威　整理）

60. 内镜超声判断早期胃癌病变深度的价值有限

　　早期胃癌深度判断是决定能否实现病变完整切除的另一重要
因素。目前判断病变深度的方法主要有三类：根据病变放大内镜
下黏膜腺管开口和微血管特征判断、通过观察病变抬举征判断和
超声内镜（EUS）检查。EUS 能够将胃壁分为 5 层结构，清楚地
显示胃癌侵犯的深度，显示周围肿大的淋巴结情况及邻近组织关
系，故成为早期胃癌诊断及早期胃癌和中、晚期胃癌鉴别诊断有
价值的检查方法。

　　Mouri 等对 235 例行内镜下治疗或外科手术的胃癌患者术
前行 EUS 检查发现，EUS 下病灶在第 1、第 2 层，99% 为 m 和

sm1 病变；第 3 层但深度不超过 1mm，87% 为 m 和 sm1 病变；第 3 层但深度超过 1mm，91% 为 sm2 病变；第 4、第 5 层，100% 为固有肌层或更深的病变。

国外已有大量文献总结报道了早期胃癌 EUS 分期的准确性。Kwee 等于 2008 年发表的系统性回顾，专门评价了 EUS 对胃癌内镜可切除性的判别能力。在 18 篇近 2000 例患者的系统分析提示 EUS 对于黏膜下侵犯的诊断敏感性为 18.2% ～ 100.0%（中位数 87.8%），特异性为 34.7% ～ 100 .0%（中位数为 80.2%），但各个研究结果差异较大。而其他学者也报道了大致类似的研究结果。目前国内关于超声内镜术前分期的文献多针对 T1 ～ T4 的粗略分期，对于早期胃癌分期准确性的相关研究较少报道。最近国内文献系统分析了 2011 年 5 月以前有完整资料、研究样本大于 50 例的 17 篇文献，Meta 分析显示 EUS 对胃癌 T1 期诊断最有意义，敏感性为 84%，而特异性为 97%。

目前认为造成 EUS 描述与术后病理浸润深度结果差异的原因是因为 EUS 难以区分肿瘤的浸润及肿瘤周围炎症。早期胃癌中 10% ～ 30% 的癌症伴有溃疡，其底部及周围可形成纤维化，这种瘤周相关炎症性改变或纤维化在 EUS 中常表现为侵袭性低回声病变，故在 EUS 下难以与肿瘤的侵袭造成的低回声病变区别。因此，有些学者主张在明确为早期胃癌并决定行内镜治疗的情况下，没必要一定行 EUS 检查，故针对早期胃癌的 EUS 检查目前尚存争议。

EUS 作为诊断早期胃癌黏膜下浸润的有效手段，具有其他检查不可取代的优势。但是，目前国内外各中心对 EUS 诊断的准确率报道不一，对其影响因素分析较少，EUS 判断早期胃癌病变深度的价值有限。

（屈亚威　整理）

参考文献

1. Ferlay J，Shin HR，Bray F，et al. Parkin DM. GLOBOCAN 2008，Cancer Incidence and Mortality Worldwide：IARC Cancer Base No. 10. [Internet（2010）]. Lyon：IARC press，2010：29.

2. Soerjomataram I，Lortet-Tieulent J，Parkin DM，et al.Global burden of cancer in 2008：a systematic analysis of disability-adjusted life-years in 12 world regions. Lancet，2012，380（9856）：1840-1850.

3. 赫捷，赵平，陈万青. 2011 中国肿瘤登记年报. 北京：军事医学科学出版社，2012：28-297.

4. 邹小农，段纪俊，皇甫小梅，等. 2004—2005 年全国死因回顾抽样调查胃癌死亡率分析. 中华预防医学杂志，2010，44（5）：390-397.

5. Ajani JA，Bentrem DJ，Besh S，et al.Gastric cancer，version 2.2013：featured updates to the NCCN Guidelines.J Natl Compr Canc Netw，2013，11（5）：531-546.

6. Isobe Y，Nashimoto A，Akazawa K，et al.Gastric cancer treatment in Japan：2008 annual report of the JGCA nationwide registry.Gastric Cancer，2011，14（4）：301-316.

7. Waddell T，Verheij M，Allum W，et al.Gastric cancer: ESMO-ESSO-ESTRO Clinical Practice Guidelines for diagnosis，treatment and follow-up.Ann Oncol，2013，24 Suppl 6：vi57-vi63.

8. Japanese Gastric Cancer Association.Japanese gastric cancer treatment guidelines 2010（ver.3）.Gastric Cancer，2011，14（2）：113-123.

9. 邹小农，孙喜斌，陈万青，等．2003—2007 年中国胃癌发病与死亡情况分析．肿瘤，2012，32（2）：109-114.

10. 吴小东，郭莉．胃镜活检与外科病理检查在早期胃癌诊断中的对比研究．医技与临床，2016，14（10）：54-55.

11. 程树红，张志坚，詹磊磊，等．早期胃癌与高级别上皮内瘤变内镜漏诊原因分析．中国内镜杂志，2015，21（9）：919-922.

12. 吴云林，吴微．重视胃癌前病变患者中的胃癌筛查和检漏．中国中西医结合消化杂志，2015，23（12）：831-834.

13. 李兆申，邹文斌．如何提高内镜下早期胃癌的诊断水平．胃肠病学和肝病学杂志，2016，25（6）：601-604.

分子影像学新技术与早期胃癌的诊断

61. 实现分子指纹检测的拉曼内镜有助于早期胃癌的精准定性诊断

拉曼光谱是一种分子振动光谱技术，以特定的分子振动光谱来识别和区分不同的物质结构，是研究物质分子结构的有效手段。最初，拉曼光谱的光源仅由可见光激发，限制了其成像深度。随着技术的不断发展，傅立叶变换拉曼光谱技术、激光共振拉曼光谱技术、表面增强拉曼光谱技术等的应用，提高了成像深度，提升了成像对比度，使拉曼光谱技术成为一种生物体"分子指纹"特性的监测方法，实现对不同病变的高敏感性的即时定性诊断。在癌变的早期，组织和细胞的各种生物分子的构型、构象及各成分的构成比例已经发生变化，但尚未出现临床症状和医学影像学的变化。拉曼光谱技术能够从分子水平上检测出这些变化，且具有非侵入性、客观性、准确性及特异性高、分辨率高、不用试剂和高度自动化等优点，在癌前病变和早期癌诊断方面具有独特优势，通过探查病变部位的拉曼光谱特征做出定性诊断。

2000 年，Shim 等首次将拉曼光谱仪整合到传统内镜实现胃组织活体检测，结果显示该系统可以区分正常和癌变组织。Hattori 等应用显微拉曼光纤探头对活体动物进行检测，结果显示拉曼光谱可以活体检测表层下组织的拉曼信号，实现无损实时检测。Bergholt 等首次应用光纤式拉曼内镜在体观察正常胃黏膜与病变胃黏膜（肠化生、不典型增生、腺癌），结果发现其识别胃腺癌的特异性和准确性分别为 82.6%、75.2%。2012 年，Duraipandian 等开发的全自动实时拉曼光谱分析系统在提高扫描速度的同时可以对信号进行分析处理，对胃癌检测的准确性达 85.6%、特异性达 86.2%。

探索胃癌及胃癌前病变特征性的拉曼光谱波峰分布，进一步提高特异性与敏感性是拉曼技术诊断早期胃癌的关键。在此基础上构建拉曼光谱数据库并实现自动诊断分析将是未来拉曼光谱诊断技术的发展方向。

（屈亚威　整理）

62. 高分辨率显微内镜是实现早期胃癌光学活检的新方法

高分辨率显微内镜（high resolution microendoscopy，HRME）是近年来新兴的一种即时显微成像方式，目前采用的荧光染料为

0.05% 的吖啶黄或 0.01% 的原黄素。吖啶黄和原黄素可以与细胞内的 DNA、RNA 等物质特异性结合，利用 HRME 成像技术对细胞核的大小、形态及排列方式等实施在体观察，实现即时细胞水平高分辨率显微成像，对病变诊断的准确性、特异性均具有明显的优势，展现了良好的应用前景。

2007 年，Rajesh 等对裸鼠在体中分化鳞癌移植瘤进行了成像研究，首次证实 HRME 实现在体显微组织学成像的可行性。2010 年，Dongsuk 等使用 HRME 对外科手术口腔鳞状细胞癌的标本进行成像，发现 HRME 可以实现术中切缘的判定。Mary 等使用 HRME 观察到正常宫颈上皮细胞与宫颈癌组织的差异，首次实现了人体在体 HRME 成像。目前国际上 HRME 在消化道病变的研究主要集中在食管和结肠疾病。2014 年，Vila 等使用 HRME 评估诊断 Barrett's 相关肿瘤的准确性和可信度，结果表明，HRME 对 Barrett's 相关肿瘤的诊断准确性高，并且漏诊率明显低于普通胃镜检查。2014 年，Parikh 等比较了普通白光内镜和 HRME 在体内诊断肿瘤性和非肿瘤性大肠息肉的准确性，结果发现 HRME 诊断肿瘤性大肠息肉的准确性、特异性和阳性预测值分别为 94.0%、95.0% 和 87.0%，均显著高于白光内镜。2015 年，Isomoto 等研究发现应用 HRME 结合卢戈氏碘染色对食管癌诊断的准确性可以达到 100%，HRME 成像与卢戈氏碘染色诊断食管癌的敏感性无显著差异，但 HRME 成像的特异性显著高于卢戈氏碘染色（88.0% *vs.* 48.0%），从而可以减少活检次数与块数。

迄今为止，HRME 诊断胃癌及胃癌癌前病变的研究报道较少。我的研究团队自主研发了国内首台 HRME 成像设备，并开展了胃癌及胃癌前病变 HRME 成像系列研究。我们在动物实验的基础上，完善优化设备结构，开发图像分析软件，以病理检查结果为金标准，通过分析正常胃黏膜及不同胃黏膜病变 HRME 成像特点，根据腺体形态、胃小凹完整性以及细胞核变化规律制定胃癌及胃癌前病变的 HRME 诊断标准。对不同胃黏膜病变的前瞻性研究发现，HRME 不仅可以准确区分正常胃黏膜和胃癌组织，而且可以识别癌组织与正常黏膜的边界；对慢性胃炎、胃黏膜萎缩、肠化生、上皮内瘤变、胃癌均具有很好的诊断价值，其中诊断胃癌的准确性达 95.3%。研发 HRME 的目的是实现对胃癌及胃前病变的即时组织病理成像，为提高早期胃癌诊断率提供一种内镜显微成像的新方法，重点针对现有内镜诊断体系不能完全解决的问题，如微小胃癌诊断、不典型病灶识别、活检局限性、癌灶边界判断困难等问题，进行深入的研究和探索。

目前，高分辨率光纤显微内镜的研究尚处于临床前的起步阶段，尚存在一些不足，如对光路的设计还需进一步简化、图像存在伪影等。通过扩大样本量、优化光路设计、提高成像速度等方面的研究逐步完善解决相关问题，同时结合荧光探针技术的快速发展，构建融合多光谱获取技术的高分辨率显微内镜将是这种成像模式的前沿技术发展方向。

（屈亚威　整理）

63. 共聚焦激光显微内镜实现了形态学和组织病理学的同时诊断

共聚焦激光显微内镜（CLE）可在普通内镜检查的同时，显示最高可放大 1000 倍的显微结构，达到"光学活检"的目的。目前，有 2 类 CLE 技术：内镜式共聚焦显微内镜（endoscopic-based CLE，eCLE）和探头式共聚焦显微内镜（probe-based CLE，pCLE）。

eCLE 是将激光 CLE 整合于传统电子内镜远端头部，内镜直径 12.8mm，较普通内镜操作观察难度大，显微成像探查的深度由手柄上 2 个遥控按钮控制。行 eCLE 检查时，发射至黏膜表面的氩激光波长为 488nm，共聚焦图像的扫描速度为 1 帧 /s（1024×1024 像素），自黏膜表面至黏膜下的扫描深度为 0～250μm，每次扫描光学层面厚度为 7μm，侧面分辨率为 0.7μm。

pCLE 是将直径 2.5mm 的共聚焦探头插入普通内镜活检孔道进行检查，发射的氩激光波长为 488nm。但是，其扫描深度为 0～200μm，每次仅能固定扫描一个光学层面，侧面分辨率为 1μm，共聚焦图像的质量略逊于 eCLE。pCLE 共聚焦图像的扫描速度为 12 帧 / 秒，成像速度快于 eCLE；而且，pCLE 操作更为灵便，弥补了 eCLE 由于镜身直径和弯曲度的限制，对某些部位如贲门、胃角等较难观察的缺点。

进行 CLE 检查时，需使用荧光对比剂，以使成像对比明显。目前，在人体组织内可用的荧光对比剂有荧光素钠、盐酸吖啶黄、四环素和甲酚紫。对比剂可全身应用（荧光素钠或四环素），也可黏膜局部应用（盐酸吖啶黄或甲酚紫）。其中最常用的有 10% 荧光素钠和 0.05% 盐酸吖啶黄。

CLE 是对形态学和组织病理学同时诊断的技术，迄今为止，研究证明其对早期胃癌具有较好的诊断价值。Bok 等在一项包括 54 例病变的研究中发现，CLE 对于早期胃癌的诊断准确率为 91.7%，高于传统内镜下活检的准确率（85.2%）。Kakeji 和 Kitabatake 等研究以病理活检为诊断早期胃癌的"金标准"，CLE 的敏感性、特异性、准确率分别是 89% ～ 91%、97% ～ 100%、94% ～ 95%。Zhang 等用 CLE 对胃小凹结构进行观察，发现正常胃窦小凹呈连续短棒状，正常胃体小凹呈非连续圆形或椭圆形，良性溃疡、糜烂性病灶胃小凹延长、扭曲，而胃癌的共聚焦图像明显不同，胃小凹结构消失，高、中分化管状腺癌可见大小、形态不一且排列不规则的腺管结构，腺管之间有共壁、背靠背现象；低分化腺癌和印戒细胞癌者则无明显腺管结构，可见散在发黑的异型细胞。CLE 不仅可观察胃小凹变化，也可清晰显示黏膜层微血管形态。Liu 等发现分化型早期胃癌血管相对丰富，直径及形态大小不一；未分化型早期胃癌血管相对较少，不规则的短分支状血管常见。但是，共聚焦图像的观察经验仍在积累中，对早期胃癌误判的情况时有发生，特别是胃黏膜高级别上皮内瘤变与分化型早期胃癌常难以区别。

CLE 可实时模拟组织学检查，可清晰显示目标部位胃小凹、细胞以及亚细胞水平的显微结构，理论上应易于检出黏膜内早期癌变。但是，目前尚无统一的检查流程和诊断标准，临床上常规推广应用较少。共聚焦图像显示的是胃黏膜同一水平横断面的显微图像，而不是类似病理切片同时显示胃黏膜的 5 层结构，如果能将 CLE 不同水平面的图像重建，并寻找出与病理显微图像对应的规律，将更利于早期胃癌的诊断。

64. 结合靶向荧光探针的共聚焦激光显微内镜可实现在体分子成像

分子影像技术特别是分子探针技术的快速发展为实现疾病的特异性精准诊断提供了新的思路。近期几项研究表明，利用荧光物质标记的特异性抗体或多肽，即靶向荧光分子探针、CLE 能够实现活体分子成像观察，实现由即时组织病理成像向更加精准的即时免疫组化成像的跨越。与常规免疫组织化学染色检查相比，CLE 所提供的靶向分子成像可在普通内镜检查的同时实现活体内动态观察，且可在短时间内扫描多个部位，在时效性和检查范围等方面均优于常规免疫组化检查。因此，结合特异性荧光靶向探针的 CLE 成像诊断准确性、特异性明显提高，迅速成为研究的热点。

Hsiung 等通过局部喷洒一种由荧光标记的序列为 VRPMPLQ 的短肽，再使用 CLE 对腺瘤隐窝进行细胞水平的靶向成像，开辟了 CLE 靶向荧光显微成像的新方向。Liu 等研究发现，采用 CLE 联合靶向表皮生长因子受体（EGFR）的荧光探针，可更准确地界定病变位置。2012 年，Hoetker 等利用 FITC 标记 EGFR 抗体对胃癌移植瘤小鼠模型进行共聚焦成像，发现瘤体表面的信号强度明显高于周围的结缔组织。2013 年，Li 等使用 AlexaFluor488 标记 MG7 抗体对 23 例人胃癌标本进行了共聚焦成像，结果表明该方法可以鉴别胃癌组织与正常黏膜，协助提高胃癌检出率，并且可以筛选出 MG7 抗体阳性患者作为靶向治疗的敏感患者，提高治疗反应性。上述的研究结果表明，在荧光探针的基础上结合荧光显微成像技术，可以更加清晰地显示探针的结合与浓聚情况，通过在体免疫组化成像实现对病变的精准定位和对疾病性质的客观量化分析。

（屈亚威　整理）

65. 荧光分子成像有望成为早期胃癌特异性灵敏检测的新方法

荧光分子成像技术是根据肿瘤细胞与正常细胞间代谢活动的差异，对荧光染料进行修饰，合成能够选择性识别并与目标肿瘤细胞靶向结合的特异性荧光探针。利用荧光分子探针标记特定的分子或细胞，从分子和细胞水平上对肿瘤组织进行活体水平上无创、实时、高特异性、高敏感性检测的新方法。

近年基于外源性靶向荧光探针的荧光分子成像技术发展迅速，在肿瘤的临床前研究中展现了重要的应用价值，部分研究成果已实现了临床转化应用。2011 年，有研究表明荧光分子成像技术的巨大临床应用价值，可以准确引导术中病灶切除。2013 年，国外学者使用异硫氰酸荧光素标记 ASYNYDA 多肽首次实现食管腺癌患者在体靶向荧光分子成像。在胃癌荧光靶向成像方面，Zhang 等对 PhD-12 噬菌体显示文库（phage display library）进行筛查，获得胃癌组织的特异性结合序列（AADNAKTKSFPV）；用 FITC 标记该肽序列对人胃癌组织切片进行离体荧光分子成像，观察到瘤变黏膜处的荧光信号增强。Jing 等用对称花青染料标记胃癌新生血管标志物 GX1，从而合成新特异性靶向胃癌探针 Cylc-GX1，该探针具有低毒性、稳定性好的优点，并且对胃癌血管具有高特异性和高敏感性。

尽管多项研究表明荧光分子成像可以用于早期胃癌检测，但仍有两个核心瓶颈问题制约其进一步发展：①由于光学成像信号穿透力有限，如何实现深部组织光学信号的有效获取；②能够用于人体的探针极其有限，极大地限制了荧光分子成像技术的临床应用。针对第一个问题，近年采用光纤传像束介导的荧光成像设备得到了快速发展。2015 年，Burggraaf 等构建了基于 EMCCD 的荧光内镜成像设备，实现了结肠腺瘤人体在体特异性荧光靶向检测。2015 年，我的研究团队采用子母镜设计方式构建了激发-传像双光纤通道同轴荧光内镜，该内镜可以通过现有内镜的活检钳道伸入胃腔内进行荧光成像，有效实现了体内深部荧光信号获取。针对第二个问题，目前尚缺乏有效的解决方案。现已被美国食品与药品管理署（FDA）批准通过可用于人体的光学分子探针只有吲哚青绿染料、亚甲蓝、5-氨基乙酰丙酸和荧光素这四种非特异性靶向荧光探针，因此研发临床可用低毒性、高灵敏的靶向荧光探针是实现早期胃癌荧光靶向检测的核心问题。

（屈亚威　整理）

66. 契伦科夫光学分子成像通过核素探针实现早期胃癌靶向成像

契伦科夫辐射是指高速带电粒子在非真空的透明介质中穿行，当粒子速度大于光在这种介质中的速度时发出的一种电磁辐射。基于契伦科夫辐射，通过探测放射性核素的可见光和近红外光进行成像的契伦科夫荧光成像（Cerenkov luminescence imaging，CLI）技术为解决光学分子影像技术的探针局限性问题提供了新思路。由于使用同一放射性核素探针，可同时进行核素显像和契伦科夫荧光成像。因此，CLI 与核素显像有异曲同工之妙。同时，大量的放射性核素探针被 FDA 批准应用于临床疾病的诊断与治疗。因此，CLI 很好地解决了光学分子影像技术转化医学应用的分子探针局限性问题，将为光学分子影像技术的转化医学应用开辟新的研究思路，从而有力推动光学分子影像技术的实用化和临床应用。2009 年，Robertson 等首次将契伦科夫辐射应用于生物医学成像领域，提出了契伦科夫荧光成像概念。随后，越来越多的研究者致力于这一新兴成像领域的研究。鉴于在转化医学应用方面的潜在优势，CLI 已成功应用于肿瘤检测、药效评估、基因表达成像等小动物预临床实验和初步的临床试验。

虽然核素显像与 CLI 所用的分子探针相同，但两种分子成像技术又具有各自的优势。核素显像可以用于全身成像，但对胃肠道内的表浅肿瘤检出率偏低。研究发现 PET 诊断阳性的胃癌病灶直径往往超过 15mm，难以发现微小病灶。光学分子成像组织穿透性不足，无法对深部组织进行成像；但 CLI 可以获得局部更具体的光学成像结果，内窥式 CLI 可以实现局部观察，利于增强对微小病灶的探查能力。胃肠道是天然的暗室，非常适合应用内窥式 CLI 对胃肠道肿瘤进行局部探查。因此，内镜下的 CLI 成像可以解决组织穿透性不足的局限，有利于靶向探查早期胃癌。2012 年，Cheng 等首次将契伦科夫荧光成像技术与内镜成像相结合，发明了一种内窥式契伦科夫荧光成像技术，搭建了内窥式契伦科夫荧光成像原型系统，并进行了小鼠体外荧光信号检测实验，证明了系统的可行性。2016 年，我们通过将纤维内镜与 EMCCD 结合构建了新型契伦科夫内镜成像设备，通过内镜成像的方式采集到了在体胃癌组织的契伦科夫光信号。

（屈亚威　整理）

67. 基于超声微泡的超声分子成像为超声内镜检测早期胃癌提供了新思路

超声分子成像是以超声造影技术为基础进一步延伸和演变而

来的，在超声造影剂的表面结合上特异性亲和组件，通过配体-受体等相互作用原理，在体内与特异性的靶组织或者靶向受体结合，从而增强超声成像的敏感性和特异性，实时、活体、动态观测分子水平的疾病变化。超声分子成像并不是对传统超声造影概念的简单替换，而是一种实时的、活体的、动态的，在活体上模拟免疫组化或原位杂交等技术原理，通过探针、配体等特异性结合靶向组织来突出显示病变靶向组织的显微病理改变基础，从而真正反映出发病机制，大幅度提高超声诊断的准确性、敏感性及特异性。

微泡造影剂的粒径通常在 $1 \sim 7\mu m$，不能透过血管内皮组织间隙，限制微泡只能停留在血液系统中。因此，非常适合利用微泡对一些发生在血管内的病变如血管生成、血栓形成及炎症进行超声分子成像。

肿瘤血管生成是在宿主已有的微血管床上由内皮细胞芽生成新的血管的过程。在这一过程中，会有多种血管生长因子和细胞黏附因子在肿瘤血管内皮细胞过表达。利用这一特点，研究人员开发了一系列能够靶向这些过表达标志物的微泡造影剂来进行超声分子成像。为进一步提高超声造影效果，人们根据血管生成的标志物在不同的肿瘤类型及肿瘤不同的发展阶段表达不同的特点，设计了多靶点的微泡超声造影剂。这一技术将大大提高疾病的检出率和诊断准确性，在肿瘤早期诊断中有重要潜在应用价值。2010 年，BR55 成为首个应用到临床实验的靶向微泡。它采用了将抗 VEGFR-2 单抗偶联在 PEG2000 后链接在微泡表面的新技术，降低了免疫原性，从而推进了临床转移研究。

纳米级超声造影剂通常是粒径＜1000nm 的超声造影剂，包括纳米级脂质体造影剂、纳米级氟碳乳剂及纳米级微泡造影剂，能穿过血管内皮进入组织间隙，使血管外靶组织显像成为可能，极大地扩大了超声分子成像的应用范围及临床价值。另一方面，肿瘤周围组织的渗透性比正常组织大，大分子物质较易进入并积聚于肿瘤细胞附近，实现肿瘤的被动靶向，称为高通透性和滞留（EPR）效应，纳米级造影剂能通过这种作用产生更好的增强效应。

超声分子成像凭借无创、实时成像、非放射性和靶向性好等优点，已成为医学成像领域新的研究热点。基于微泡造影剂的超声分子成像技术能否与超声内镜结合实现早期胃癌的特异性检测，是一个值得探索的方向。

（屈亚威　整理）

68. 光相干断层成像实现了黏膜层全层即时病理成像

光相干断层成像（optical coherence tomography，OCT）成像原理与超声类似，不同之处在于图像信息取决于组织的不同光反射性质而非声反射，其断层图像与 B 超相似，但分辨率为 B 超的 10～25 倍，成像深度为 1～3mm，轴向和横向分辨率接近组织病理切片水平，可以实现独特的纵向即时显微成像。该技术自 1991 年问世以来，一直成为国际上光学领域的研究热点，随着新技术的不断问世，其成像速率、图像分辨率和信噪比等性能有了很大的提高。

OCT 在消化系统疾病诊断中的应用主要集中在食管、结肠及胆胰管。Barrett 食管属于食管腺癌的癌前病变，OCT 图像特征是出现均一性或非均一性层状腺体结构，与食管炎并发的贲门腺、胃底腺或胰腺化生相比较，诊断的敏感性为 85%，特异性为 95%。若以食管鳞状上皮缺失、出现胃或肠黏膜的柱状上皮、黏膜层厚度不规则和图像对比度不均一改变为标准诊断 Barreet 食管，其敏感性为 97%，特异性为 92%，阳性预测值为 84%。虽然 Barreet 食管并发异型增生和早期腺癌呈斑片状和局灶状分布，但 OCT 诊断 Barreet 食管并发异型增生的敏感性为 68%，特异性为 82%，阳性预测值为 53%，阴性预测值为 89%，准确性为 78%。在结肠病变中，腺瘤与增生性息肉和正常黏膜相比，OCT 图像的层次对比度减弱，亮度变暗，而增生性息肉与正常黏膜无明显区别，提示能用 OCT 以判断腺瘤中存在的异型增生。在胆胰管肿瘤诊断中，主胰管和胆总管癌变时，OCT 图像出现非均质性的多发不规则的低回声改变，与组织病理学的符合率高达 100%。另一项用手术标本进行的体外研究发现，虽然从 OCT 图像不能区别正常主胰管、主胰管慢性炎和异型增生，但在诊断主胰腺癌变时，与非肿瘤相比，敏感性和特异性分别为 78.6% 和

88.9%，说明 OCT 在主胰管和胆总管的肿瘤性和非肿瘤性疾病的诊断和鉴别诊断方面有价值。

　　然而内窥式 OCT 由于其侧视成像的特点，限制了在胃部疾病诊断中的应用。目前，内镜多普勒 OCT、立体 OCT 及前视 OCT 技术的发展，有望实现 OCT 在早期胃癌诊断中的价值。

（屈亚威　整理）

69. 光声分子成像是黏膜微血管成像的全新探索

　　光声成像的基本原理是用脉冲激光照射生物组织，被照射的组织因瞬时热膨胀而产生超声信号，通过探测该信号可获取组织光吸收的信息。不同物质对光的吸收程度各异，所以利用特定波长可对特定物质成像。血液中的血红蛋白在可见和红外波段有较强的光吸收，而光声成像无需任何外部标记即可进行高敏感性的微血管成像。另外，通过光声多普勒效应和光声光谱技术，可对血流、血氧、氧代谢等与肿瘤密切相关的重要生理参数进行定量功能成像，对于区分快速生长的恶性肿瘤（多是极度乏氧的）与良性病变，具有重要的临床价值。光声成像的分辨率和成像深度可根据需求灵活设计。光声成像既能对厘米深的组织进行高超声分辨率（100μm）的成像，也能对浅表（1 ～ 2mm）组织进行具备光学衍射极限分辨率的高精度成像。因此，光学成像技术具备无创、高敏感性、高分辨率、高对比度的优点，而且携带的信息

（吸收、散射、偏振、光谱等）丰富，是极具前景的成像方法。正是由于光声成像的特性，为胃黏膜下微血管的三维成像提供了可能，有望从一个新的视角探索早癌胃癌特性诊断技术，因此该项技术在国际生物医学成像的科学研究领域获得了广泛的关注。

美国圣路易斯华盛顿大学的科研人员在 2009 年研制出一套光声消化道内镜，并率先将该技术成功应用到大鼠腹腔组织成像，初步实现了光声内镜成像原理的探索验证，成功获取了腹腔组织光声断层成像的图像；2012 年，该团队采用该系统首次实现了兔子在体食管光声 / 超声双模成像，可以清晰地分辨食管黏膜层次结构、血管结构、动静脉血氧饱和度信息；2014 年，他们采用新的内镜设计方案，实现了光学分辨率（10μm）的光声内镜成像，成功实现无标记大鼠结直肠管壁血管网络的光声成像。近几年，光声内镜成像在国内蓬勃发展，国内学者率先在国际上研制出血管内光声内镜成像系统，光声探头直径＜ 1mm，为光声成像技术在消化内镜领域的应用奠定了良好的基础。

（屈亚威　整理）

参考文献

1. Yang W，Guo W，Le W，et al. Albumin-Bioinspired Gd:CuS Nanotheranostic Agent for In Vivo Photoacoustic/Magnetic Resonance Imaging-Guided Tumor-Targeted Photothermal Therapy.ACS Nano，2016，10（11）：10245-10257.

2. Song J，Yang X，Jacobson O，et al.Sequential Drug Release and Enhanced

Photothermal and Photoacoustic Effect of Hybrid Reduced Graphene Oxide-Loaded Ultrasmall Gold Nanorod Vesicles for Cancer Therapy.ACS Nano, 2015, 9 (9): 9199-9209.

3. Liu R, Jing L, Peng D, et al. Manganese (II) Chelate Functionalized Copper Sulfide Nanoparticles for Efficient Magnetic Resonance/Photoacoustic Dual-Modal Imaging Guided Photothermal Therapy.Theranostics, 2015, 5 (10): 1144-1153.

4. Zhang L, Gao S, Zhang F, et al. Activatable hyaluronic acid nanoparticle as a theranostic agent for optical/photoacoustic image-guided photothermal therapy.ACS Nano, 2014, 8 (12): 12250-12258.

5. Zang Y, Wei Y, Shi Y, et al.Chemo/Photoacoustic Dual Therapy with mRNA-Triggered DOX Release and Photoinduced Shockwave Based on a DNA-Gold Nanoplatform.Small, 2016, 12 (6): 756-769.

6. Tian G, Zhang X, Zheng X, et al.Multifunctional Rbx WO3 nanorods for simultaneous combined chemo-photothermal therapy and photoacoustic/CT imaging. Small, 2014, 10 (20): 4160-4170.

7. Terraschke H, Wickleder C. UV, Blue, Green, Yellow, Red, and Small: Newest Developments on Eu (2+) -Doped Nanophosphors.Chem Rev, 2015, 115 (20): 11352-11378.

8. Fan Z, Sun L, Huang Y, et al.Bioinspired fluorescent dipeptide nanoparticles for targeted cancer cell imaging and real-time monitoring of drug release.Nat Nanotechnol, 2016, 11 (4): 388-394.

9. Kim HM, Cho BR.Small-molecule two-photon probes for bioimaging

applications.Chem Rev，2015，115（11）：5014-5055.

10. Whitley MJ，Cardona DM，Lazarides AL，et al.A mouse-human phase 1 co-clinical trial of a protease-activated fluorescent probe for imaging cancer.Sci Transl Med，2016，8（320）：320ra4.

11. Burggraaf J，Kamerling IM，Gordon PB，et al. Detection of colorectal polyps in humans using an intravenously administered fluorescent peptide targeted against c-Met. Nat Med，2015，21（8）：955-961.

12. Chin PT，Welling MM，Meskers SC，et al.Optical imaging as an expansion of nuclear medicine: Cerenkov-based luminescence vs fluorescence-based luminescence.Eur J Nucl Med Mol Imaging，2013，40（8）：1283-1291.

13. Jang KW，Yagi T，Pyeon CH，et al.Application of Cerenkov radiation generated in plastic optical fibers for therapeutic photon beam dosimetry.J Biomed Opt，2013，18（2）：27001.

14. Baba ER，Safatle-Ribeiro AV，Paduani GF，et al. Probe-based confocal laser endomicroscopy for the differential diagnosis of gastric tubular adenoma and intestinal metaplasia in a patient with severe atrophic pangastritis.Gastrointest Endosc，2016，84（1）：183.

15. Li Z，Zuo XL，Li CQ，et al. In vivo molecular imaging of gastric cancer by targeting MG7 antigen with confocal laser endomicroscopy.Endoscopy，2013，45（2）：79-85.

16. Daly SM，Silien C，Leahy MJ.Feasibility of capillary velocity assessment by statistical means using dual-beam spectral-domain Optical Coherence Tomography: a

preliminary study.J Biophotonics，2013，6（9）：718-732.

17. Isomoto H.Optical coherence tomography in Barrett's esophagus and the road to virtual optical pathology.Dig Endosc，2016，28（4）：425-426.

18. Carbary-Ganz JL，Welge WA，Barton JK，et al.In vivo molecular imaging of colorectal cancer using quantum dots targeted to vascular endothelial growth factor receptor 2 and optical coherence tomography/laser-induced fluorescence dual-modality imaging.J Biomed Opt，2015，20（9）：096015.

早期胃癌的微创治疗

70. 早期胃癌内镜切除的相关术语

（1）早期胃癌：是癌组织仅局限于胃黏膜层或黏膜下层，不论有无淋巴结转移。早期胃癌的特殊类型：①微小胃癌：病灶直径≤ 5mm 的早期胃癌；②小胃癌：病灶直径 5 ～ 10mm 的早期胃癌。

（2）胃癌癌前状态：包括癌前疾病和癌前病变两个概念。癌前疾病指与胃癌相关的胃良性疾病，但有发生胃癌的危险性，为临床概念，如慢性萎缩性胃炎、胃溃疡、胃息肉、手术后胃、Menetrier 病（肥厚性胃炎）、恶性贫血等。WHO 规定，凡是发展成为恶性肿瘤可能性超过20% 的各种病变，都称为癌前病变，但其本身尚不具备恶性改变；胃癌前病变指已证实与胃癌发生密切相关的病理变化，主要包括胃黏膜上皮异型增生（上皮内瘤变）和肠上皮化生，为病理学概念。

（3）上皮内瘤变（intraepithelial neoplasia）：IARC 于 2000 年版《消化系统肿瘤病理学和遗传学》中，把上皮内瘤变的概念引入胃肠道癌前病变和早期癌。上皮内瘤变是一种形态学上以细胞学和结构学异常、遗传学上以基因克隆性改变、生物学行为上以易进展为具有侵袭和转移能力的浸润性癌为特征的癌前病变。上皮内瘤变分为二级，即低级别（LGIN）和高级别（HGIN）。LGIN 相当于轻度和中度异型增生，HGIN 相当于重度异型增生和原位癌。

（4）整块切除：病灶在内镜下被整块切除并获得单块标本。

（5）水平／垂直切缘阳性：内镜下切除的标本固定后每隔 2mm 垂直切片，若标本侧切缘有肿瘤细胞浸润为水平切缘阳性，若基底切缘有肿瘤细胞浸润则称为垂直切缘阳性。

（6）完全切除（complete resection/R0 resection）：整块切除标本的水平和垂直切缘均为阴性称为完全切除。

（7）治愈性切除（curative resection）：达到完全切除且无淋巴结转移风险。

（8）局部复发（local recurrence）：指术后 6 个月以上原切除部位及周围 1cm 内发现肿瘤病灶。

（9）残留（residual）：指术后 6 个月内原切除部位及周围 1cm 内病理发现肿瘤病灶。

（10）同时性复发（synchronous recurrence）：指胃癌内镜治疗后 12 个月内发现新的病灶，即内镜治疗时已存在但被遗漏的、术后 12 个月内经内镜发现的继发性病灶。

（11）异时性复发（metachronous recurrence）：指治疗后超过 12 个月发现新的病灶。大部分病灶出现在胃内原发病灶的邻近部位，且病理组织类型相同。

（12）人工溃疡（artificial ulcer）：特指施行 ESD 后创面，因直接剥离深度超过黏膜层，符合"溃疡"的定义，又称人造溃疡或医源性溃疡（iatrogenic ulcer）。人工溃疡部位的血管可在各种理化因素作用下破裂出血，促进溃疡尽快愈合可降低迟发性出血风险。

（13）围手术期：指从确定行 ESD 至与本次手术有关的治疗基本结束为止的一段时间，包括术前准备、术中操作、术后恢复至人工溃疡愈合的全过程。

71. 病理分型标准和临床处理原则

早期胃癌一经确诊，推荐接受内镜下切除或外科手术治疗。目前尚没有研究表明内镜下切除早期胃癌具有更好的预后和生活质量，也没有证据表明开腹手术与内镜治疗在预后和生活质量方面的差异。一般来说，只有当淋巴结转移的概率非常低的情况下方可实施内镜下切除术，而且病变的大小和位置应确保能够整块切除。内镜治疗作为保留全胃的技术，虽没有正式测试，但可以推断内镜治疗后的生活质量要优于外科手术。因此，内镜治疗应当用于那些治愈可能性高的病变。除了术前诊断，治疗方式的选择应基于风险-获益分析并考虑每个患者的病情。与传统外科手术相比，内镜下切除具有创伤小、并发症少、恢复快、费用低等优点，且两者疗效相当，五年生存率均可超过90%。因此，国际多项指南和共识均推荐内镜下切除为早期胃癌的首选治疗方式。

参照 1998 年维也纳胃肠上皮肿瘤病理分型标准，根据不同内镜和病理诊断，选择不同的临床处理方式（表 1）。

表1　胃肠上皮肿瘤维也纳分型（修订版）

分类	诊断	临床处理
1	无肿瘤 / 异型增生	随访
2	不确定有无肿瘤 / 异型增生	随访
3	黏膜低级别瘤变	随访或内镜切除 *
	3.1 低级别腺瘤	
	3.2 低级别上皮内瘤变	
4	黏膜高级别瘤变	内镜或外科手术局部切除 *
	4.1 高级别腺瘤 / 异型增生	
	4.2 非侵袭癌（原位癌）	
	4.3 可疑侵袭癌	
	4.4 黏膜内癌	
5	黏膜下侵袭癌	手术切除 *

*注：处理方式的选择由病变大小、浸润深度（通过内镜、放射影像或 EUS 等评估）以及患者年龄、伴随疾病等一般因素共同决定。

充分的术前评估、医患沟通非常重要。术前对患者常规行 EUS 或 CT 检查排除壁外肿大淋巴结，评估患者全身状况，排除麻醉及内镜治疗禁忌证。向患者及其家属详细讲述所选内镜切除治疗的操作过程、预期结果、并发症、可能存在复发或转移的风险、需追加外科手术治疗等，签署术前知情同意书。所有患者行心电监护，术前 15 分钟肌内注射地西泮和山莨菪碱。特殊情况可应用丙泊酚静脉麻醉。患者术前必须行凝血功能检查，如异常可能增加内镜术后出血的风险，应予以纠正后再行治疗。对服用抗凝药的患者，需根据患者原发病情况，酌情停药 5 ～ 7 天，必要时请相关学科协助处理。

72. 严格掌握内镜下切除治疗的适应证和禁忌证

早期胃癌内镜下切除术主要包括内镜下黏膜切除术 EMR 和 ESD。

1984 年，日本学者 Tada 首次报道 EMR 用于早期胃癌局部病灶全层黏膜组织大块切除以进行病理学检查，判断肿瘤的浸润深度。1994 年，Takekoshi 等发明尖端带有陶瓷绝缘头的新型电刀（insulated-tip knife，IT 刀），使更大胃肠道黏膜病灶的一次性完整切除成为可能。1999 年日本专家 Gotoda 等首先报道了使用 IT 刀进行早期胃癌的完全切除，2003 年将其正式命名为 ESD。EMR 与 ESD 适应证最大的区别在于两种方法切除的病变大小和浸润深度不同。EMR 对整块切除的病变有大小限制，且仅能切除黏膜层病灶；而 ESD 则无大小限制，可切除 SM1 层病灶。相比 EMR，ESD 治疗早期胃癌的整块切除率和完全切除率更高、局部复发率更低，但穿孔等并发症发生率更高。

内镜下切除适应证又分为绝对适应证和相对适应证。绝对适应证有充分的证据支持，而相对适应证仅有初步的证据支持，应在有条件的单位开展进一步的临床试验来证实。内镜下切除治疗主要用于淋巴结转移风险低且可能完整切除的胃癌病变。目前国内尚无统一规范的内镜切除适应证，多以参考日本胃癌指南为主。

日本胃癌治疗指南（2010 年版）：EMR 或 ESD 治疗早期胃癌的绝对适应证为侵犯深度定义为 T1a 期、病灶大小 ≤ 2cm 且无溃疡性病灶的分化型腺癌。相对适应证（针对 cT1a 期胃癌，只能使用 ESD 而非 EMR 治疗）：①无溃疡性病灶、病灶 > 2cm 的分化型黏膜内癌；②合并溃疡存在、病灶 ≤ 3cm 的分化型黏膜内癌；③无溃疡性病灶、病灶 ≤ 2cm 的未分化型黏膜内癌。一般情况下，对于 EMR/ESD 治疗后局部黏膜病灶复发，可完全考虑再行一次 ESD 治疗。但目前缺乏重复 ESD 治疗有效性的证据，因此不推荐将其纳入绝对适应证范围内。

美国 NCCN（2013 年版）指南：因美国早期胃癌检出率低，目前 EMR 和 ESD 在美国尚未广泛用于临床。无论在何部位，对于 < 5mm 的病变，ESD 和 EMR 的完全切除率相当，而 > 5mm 的病变，ESD 完全切除率显著优于 EMR。当早期胃癌病灶为原位癌，组织学高、中分化（直径 < 1.5cm），局限于黏膜层（T1a）无溃疡表现，无淋巴结转移，未发现淋巴血管浸润时，EMR 可作为适当的治疗方法。EMR 或 ESD 治疗低分化、有淋巴血管浸润、有淋巴结转移或浸润深层黏膜下层的胃癌，应视作不完全切

除，应考虑追加胃切除术并淋巴结清扫。

欧洲 ESMO-ESSO-ESTRO 胃癌诊治和随访指南（2013 年版）：早期胃癌（T1a）如为分化良好，≤ 2cm，局限于黏膜层，无溃疡则适合内镜切除。扩展适应证参考日本 2010 年版胃癌治疗指南。

英国胃癌诊治指南（2011 年版）： EMR 和 ESD 可切除早期胃黏膜癌（证据等级 B 级）。内镜治疗是多学科治疗胃癌整体中的一部分。推荐应在有外科转诊能力的大医院开展，内镜医师应受过专业训练，且应多学科协作。

对于上皮内瘤变患者，主要参考维也纳分型标准，若为 LGIN 可观察随访或内镜下治疗；若为 HGIN，应内镜或手术治疗，目前主要考虑内镜切除治疗。由于内镜下活检取材的局限性，尚不能完全依据活检结果来判定病变的性质。活检病理结果为 LGIN 的病变中，10%～ 18%经内镜下切除后，病理提示为 HGIN 或早期胃癌。对可疑病变可结合 NBI、FICE、CLE 等先进内镜技术综合评判病变性质，以决定最佳治疗方案。

国内较为公认的早期胃癌内镜切除适应证包括绝对适应证和相对适应证。

绝对适应证：①病灶大小≤ 2cm、无合并溃疡的分化型黏膜内癌；②胃黏膜 HGIN。

相对适应证：①病灶大小＞ 2cm、无溃疡的分化型黏膜内癌；②病灶大小≤ 3cm、有溃疡的分化型黏膜内癌；③病灶大小

≤ 2cm、无溃疡的未分化型黏膜内癌；④病灶大小 ≤ 3cm、无溃疡的分化型浅层黏膜下癌；⑤除外以上条件的早期胃癌，伴有一般情况差、外科手术禁忌证或拒绝外科手术者可视为 ESD 相对适应证。

国内目前较为公认的内镜切除禁忌证为：①明确淋巴结转移的早期胃癌；②癌症侵犯固有肌层；③患者存在凝血功能障碍。另外，ESD 的相对手术禁忌证还包括抬举征阴性，即指在病灶基底部的黏膜下层注射 0.9%NaCl 溶液后局部不能形成隆起，提示病灶基底部的黏膜下层与肌层之间已有粘连，此时行 ESD 治疗，发生穿孔的危险性较高，但是随着术者 ESD 操作技术的不断熟练，即使抬举征阴性也可安全行 ESD。

为确定是否符合 EMR/ESD 适应证，必须做如下判断：①组织病理学分型；②病变尺寸；③浸润的深度；④是否伴有溃疡。首先，组织病理学分型通常由活检标本的病理学检查决定。尽管有报道认为组织病理学分型在一定程度上能通过内镜检查预测，但仍旧缺乏足够的证据。总的来说，胃癌的组织病理学分型需要通过内镜下活检的组织病理学评价来决定。已有报道指出，常规内镜方法对病变尺寸的测量是容易出现误差的。精确的术前病变尺寸的测定是比较困难的，但是，可以通过术后标本的病理学检测进行最终的测定。要确定是否伴有溃疡，则需要检查病变是否存在溃疡或溃疡瘢痕。在组织病理学中，溃疡的定义是黏膜缺失深达至少 UL-Ⅱ（深达黏膜肌层以下）。在术前内镜检查中，活动期溃疡指的是开放的溃疡伴有白色黏附物而非浅表的糜烂。此外，愈合期或瘢痕期的溃疡，伴随黏膜皱襞集中于一个点，也可以诊断为溃疡。早期胃癌浸润深度通常由常规内镜确定，推荐联合使用靛胭脂进行色素喷洒。如果仅仅通过常规内镜难以确定浸润深度，超声内镜可能有效。

73. 内镜下黏膜切除术的操作步骤和临床疗效

EMR 旧称黏膜大块活检，指内镜下将黏膜病灶整块或分块切除，用于胃肠道表浅肿瘤诊断和治疗。其目的为切除部分黏膜，其深度可达黏膜下组织，因而起到深部黏膜病变的诊断和黏膜表浅病变的治疗作用。EMR 是由内镜息肉切除术和内镜黏膜注射术发展而来的一项内镜技术，最初由日本学者多田正弘等于 1984 年报道。随着内镜设备的不断更新与内镜技术的不断提高，目前 EMR 作为一项成熟的内镜诊断与治疗技术，已被广泛应用于评估消化道黏膜病变的性质、范围、深度及早期癌癌前病变及黏膜下肿瘤的治疗性切除，并且已替代部分胃肠道病变的外科手术治疗。作为一项微创内镜技术，EMR 操作方法简便，创伤性小，并发症少，疗效可靠，具有广阔的临床应用前景。

EMR 大致可归纳为两种基本类型：①非吸引法：代表有黏膜下注射-切除法（息肉切除法）、黏膜下注射-抬举-切除法、黏膜下注射-预切-切除法等；②吸引法：代表有透明帽法（EMR with a cap，EMRC）以及套扎器法（EMR with ligation，

EMRL）。EMRC 和 EMRL 最为常用。内镜下分片黏膜切除术（endoscopy piecemeal mucosal resection，EPMR）指将病灶分几部分多次切除，适用于＞ 2cm 的巨大平坦型病变且传统 EMR 无法一次性完整切除。但其切除的组织标本体外拼接困难，不易评估根治效果，且易导致病变切除不完全或复发。

（1）息肉切除法：即黏膜下注射-切除法。操作过程需要内镜、高频电发生器、内镜注射针和圈套器等，可根据病灶的部位、大小、形态选择合适的圈套器。

操作方法：仔细观察并确定病灶边缘，必要时以染色剂喷洒病变部位，明确病变部位及内镜下形态；采用高频针状刀、APC 或 Flex 刀等在距病灶四周边缘 3 ～ 5mm 处点状灼凝固点以标记切除范围；用注射针在病灶周围分数点行黏膜下注射使之与固有肌层分离并明显抬举；圈套器套住病灶并确保标记以内组织均在圈套器钢丝内，收紧圈套器后电凝切除；切除下标本送病理检查。

该方法虽然简单方便，但于平坦型病变不易圈套、圈套钢丝容易滑脱导致切除不完全、局部复发等问题。

（2）双孔道内镜 EMR：即黏膜下注射-抬举-切除法，需应用双孔道内镜及活检钳、圈套器等。

操作方法：标记及黏膜下注射使病变抬举后，沿内镜两个操作孔道分别置入抓取活检钳及圈套器；圈套器先罩住病变，活检钳穿过张开的圈套钢丝将病灶轻轻提起，收紧圈套，放松活检钳，电凝切除。有时可沿两个孔道分别置入两个圈套器，其中一个提起病变，另一个套取后电凝切除。也可以沿一个孔道置入高频电切刀，沿标记线切开黏膜至黏膜下层，使拟切除的黏膜周边翘起，换用抓取活检钳提起病变，再从另一个孔道置入圈套器套取后电凝切除。有时也可采用 2 条细径内镜代替双孔道内镜进行操作。

（3）黏膜下注射-预切-切除法（EMR-precutting-snaring，EMR-P）：即黏膜下注射后先用针状刀将病灶周围黏膜切开使病灶与周围黏膜分离，再进行圈套切除。这种方法具有手术视野清楚、一次性整块切除率高的优点。

（4）透明帽法（EMR with a cap，EMR-c）：在内镜前端安置透明塑料帽进行吸引、切除。EMR-c 是 EMR 技术发展的一次飞跃，它使 EMR 操作变得简单方便，适应证更广泛，可应用于除小肠外其他任何部位胃肠道黏膜病变的诊断和治疗。除胃镜、高频电发生器及内镜下注射针外，还需要各种特殊透明帽及专用圈套器。

操作方法：将 EMR 专用透明帽安置于内镜前端，常规进镜色素染色确定病变部位，标记及黏膜下注射后，通过活检孔置入新月形圈套钢丝，先将透明帽前端对准正常黏膜吸引以封闭其出口，使圈套钢丝张开成形并预置于透明帽前端内侧壁的沟槽内；再将透明帽的口侧端对准病变口侧拟切除线进行持续吸引，确定标记点以内组织均被吸入帽中后慢慢收紧圈套器，停止负压吸引并少许注气，向前推进圈套器，可见圈套固定的组织呈蘑菇团状，随即电凝切除。透明帽的端面设计成平面或不同角度的斜面状，以适应不同部位病灶的切除。根据病变直径的大小，目前已设计出多种不同规格的透明帽，最大的直径为 18mm，可用于切除相当普通透明帽所能切除病灶的 1.4 倍大小的病灶。

该法采用标准单孔道内镜，能在狭小的操作空间中切除较大病变，操作简单、安全、有效、并发症少。由于受透明帽大小限制，该法切除的病变大小仍然有限，在切除较大病变时常需分片切除，同时该法在负压吸引后视野常被吸入帽内的组织挡住，因此圈套切除法往往是较盲目进行的，这些都可能导致切除不完全或局部复发。

（5）套扎器法（EMR with ligation，EMR-L）：EMR-L 采用单孔道内镜和食管曲张静脉套扎器。1994 年 Chaves 等首次报道了应用食管曲张静脉套扎装置行 EMR 操作的方法。

操作方法：染色及标记拟切除范围后，将套扎器安装于胃镜前端；插入胃镜，启动负压吸引将病变组织吸入套扎器透明帽内，释放橡胶圈使之脱落结扎于被吸引的病变根部，套紧使之呈息肉状；退镜，取下内镜前端套扎器，再次进镜，用套扎器在所结扎皮圈下方 1～2mm 处进行圈套切除，也可在结扎后不行电切而让被结扎组织自然腐脱。

该方法圈套器很容易将病变组织套住，切割过程中视野清晰、凝固完全，易于掌握切除深度、局部损伤轻微、并发症少，且切除成功率不受病变部位的影响，也是近年来应用较广泛的方法之一。

各种 EMR 操作方法的基本原则大体相同。首先，切除前均通过白光内镜、染色、黏膜下注射及超声内镜扫查来评估病变的大小、形态、范围及深度等。染色剂的应用对明确病变范围有重要意义，胃的病灶多用吸收染色剂（0.5% 亚甲蓝）或对比染色剂（0.1% ～ 0.4% 靛胭脂染色），染色后可使病灶形态更加清晰。足量黏膜下注射的作用是使病变充分隆起以利于完全切除及防止穿孔，还可排除黏膜下浸润病变。黏膜下盐水注射后能完全抬起的病变几乎都是黏膜内癌，不能完全抬起的病变可能是 sm1、sm2 或 sm3 癌，完全不能抬起的病变几乎均超过 sm3 层，这种简单的抬举实验有助于判断病变的浸润深度。现在认为能完全抬起的病变均可行 EMR，完全不能抬举的病变为 EMR 禁忌证。超声内镜是进行肿瘤 TNM 准确分期的方法之一，有可能为黏膜下层癌 EMR 前均应行超声内镜以明确浸润深度。黏膜下注射液以前多采用含有肾上腺素和靛胭脂的生理盐水，因生理盐水扩散较快，现多采用高渗盐水、10% 葡萄糖、10% 甘油、5% 果糖、50% 右旋糖以及透明质酸钠等。其中肾上腺素可起到止血作用，靛胭脂可用于清晰显示病灶黏膜下液体垫的边界，有利于判断固有肌层是否受累。如切除面呈现靛胭脂染色后的蓝色，则固有肌层未受损伤。如切面可见到灰色区域，则说明固有肌层也被部分切除。注射液体量根据病灶大小而定并可在操作中重复注射。切除前应先在病变周围做上标记，留出足够的安全边缘并足量黏膜下注射，可用针状刀、圈套器尖端或氩气刀等进行电灼标记，以免黏膜下注射后病灶边缘变得模糊不清，通常在距病灶边缘 5～10mm 处标记。EMR 成功的关键在于足量的黏膜下注射及病灶完全抬举。此外准确的吸入、套扎也是完全切除的关键。吸引时要确定拟切除线以内组织均在圈套钢丝内才能收紧圈套。

EMR 治疗早期胃癌的整块切除率为 56.0％～ 75.8％，完全切除率为 66.1％～ 77.6％。国内缺乏大宗病例报道，大部分研究样本＜ 100 例，我国 EMR 治疗早期胃癌的完全切除率在 80％～ 95％，整块切除率为 70％左右。与胃癌外科根治性手术相比，EMR 治疗的患者在术后生存率及病死率方面差异无统计学意义，但其术后出血率、病死率、住院时间及住院费用明显更少。

74. 内镜黏膜下剥离术的操作步骤和临床疗效

ESD 是一种运用特殊内镜器械一次性完整切除较大消化道黏膜及黏膜下病变的内镜治疗方法。ESD 是在 EMR 基础上发展起来的新技术，根据不同部位、大小、浸润深度的病变，选择使用特殊的电切刀，如 IT 刀、电圈套器刀、Hook 刀等，内镜下逐渐分离黏膜层与固有肌层之间的组织，最后将病变黏膜及黏膜下层完整剥离的方法。ESD 治疗淋巴结转移可能性很小的早期胃癌效果与外科剖腹手术相似，避免了外科手术治疗的风险及术后对生活质量带来的严重影响。

外科根治术及淋巴结清扫术曾被认为是早期胃癌的首选治疗，尽管消化道黏膜内癌和黏膜下癌的外科根治术后五年生存率高达 90% 以上，但仍存在较高的并发症发生率、病死率，患者术后的生活质量也与进展期癌相似。研究证实淋巴结转移发生率很低的早期胃癌适合内镜治疗，目前临床上广泛运用的 EMR 存在难以一次性完整切除较大病灶、术后难于明确病灶浸润深度及存在肿瘤残留率、复发率较高等技术缺陷，因此 EMR 治疗适应证至今仍限于分化型无溃疡形成的＜ 20mm 黏膜内癌。1994 年日本国立癌症中心医院 Hosokawa 医师和 Yoshida 医师设计并开始使用顶端玻璃球绝缘刀治疗早期胃癌，从此早期胃癌的内镜治疗由 EMR 时代进入了内镜黏膜下一次性完整切除时代，但直到2004 年此项内镜技术才被正式命名为内镜黏膜下剥离术（ESD）。

操作步骤大致分为 5 步：①病灶周围标记；②病变局部黏膜下注射，使病灶明显抬起；③环形切开黏膜；④黏膜下剥离，使黏膜与固有肌层完全分离开，一次完整切除病灶；⑤溃疡面处理：包括创面血管处理与边缘检查。

①病灶周围标记：首先利用 0.1% ～ 0.4% 靛胭脂染色，清楚地显示肿瘤的边界，用 Flex-Knife 或 Needle-Knife 在肿瘤边界外侧约 5mm 处做标记，每一标记间隔约 2mm。标记时电凝功率设定约 20w，如果功率过高可发生出血或穿孔。

②病变局部黏膜下注射：胃肠道黏膜层发生于内胚层，而固

有肌层发生于中胚层，中间以疏松结缔组织相连构成黏膜下层，EGC 病变区域黏膜下层注射液体后黏膜层、黏膜下层和固有肌层分离，有利于 ESD 完整地切除病灶，而不容易损伤固有肌层，减少穿孔和出血等并发症的发生。如果病变小、位于胃体中下部位、无溃疡形成时，注射液可使用 10% 甘油、5% 果糖及生理盐水混合溶液，混合液价格低，但维持时间短；如果病变大、位于胃体上部或内镜不易操作部位时，则可加用 1% 透明质酸、甘油果糖和透明质酸钠的混合比例为（4 ~ 7）：1，该混合液维持时间长。注射液中均需加用少量肾上腺素和靛胭脂，肾上腺素能使局部血管收缩以止血和减少出血，而加用靛胭脂可以使术者更容易地分辨剥离范围，时刻检测剥离的深度，减少穿孔及并发症的发生。

③环行切开黏膜：黏膜下注射、病变充分抬举后，利用 IT 刀或 Flex-knife 等沿标记外侧做环行切开，首先切开的部位一般为病变的远侧端。

④黏膜下剥离，使黏膜与固有肌层完全分离开，一次完整切除病灶：当肿瘤四周充分切开后，如果肿瘤小，有时可使用圈套器剥离切除病灶，但如果肿瘤较大、肿瘤部位伴有溃疡形成、肿瘤形态不规则或胃角等部位难以圈套切除时，则必须进行 ESD。黏膜下剥离的难易程度主要与病变大小、部位、是否合并溃疡、瘢痕形成有关。手术过程中应及时反复黏膜下注射以维持病灶的充分抬举。如果视野不清可使用透明帽，术程中应按照病灶具体

情况选择合适的治疗内镜及附件，术中出血可使用各种切开刀、热活检钳或止血夹等治疗。切割过程中应及时发现裸露血管并及时对之进行预防性止血，预防性出血比止血更关键。

⑤溃疡面处理：当肿瘤完整切除后，应对 ESD 治疗溃疡面上所有血管进行预防性止血处理。小血管或可能发生渗血部位以止血钳、氩离子血浆凝固等治疗，较大裸露血管应以止血夹夹闭，最后创面上可喷洒黏膜保护剂以确认安全有效止血及保护创面、预防出血。

⑥术后处理及随访：术后第 1 天患者应禁食、禁饮水，术后常规进行相关实验室检查和胸部、腹部 X 线片检查，如临床表现及相关检查无异常，术后第 2 天可进食软食。1 周后患者出院前应随访内镜以了解 ESD 后溃疡创面的愈合情况。术后口服质子泵抑制剂和胃黏膜保护剂直至溃疡愈合。2 个月后随访内镜以了解溃疡愈合情况及明确局部是否存在复发。如果 ESD 完整治愈切除肿瘤，以后应每年随访内镜 1 次以及时发现新生病灶。如果肿瘤未能完整切除或切除的病灶界限不清，但符合淋巴结阴性的肿瘤，术后至少 3 年内应每 6 个月随访 1 次胃镜以及时发现局部病变。

ESD 治疗早期胃癌的整块切除率为 86.8% ～ 99.0%，完全切除率为 79.9% ～ 97.1%。在日本，胃癌的 ESD 治疗已被公认为一种疗效确切且被广泛应用的治疗方式。根据日本卫生部公布的数据，2010 年 6 月共计完成 2111 例次胃 ESD 操作，每年估计近 25 000 例次。对于在适应证范围内的早期癌，我国 ESD 整块切除率为 93.8%～100.0%，完全切除率为 84.6%～100.0%。研究表明，ESD 治疗早期胃癌中整块切除和组织完全切除率明显高于 EMR，且术后几乎无复发；但 ESD 操作时间较长，术中存在较高的穿孔、出血风险。ESD 与外科治疗疗效和预后均相当，但复发率相对较高。

75. 内镜下黏膜切除标本的处理和流程

切除的标本需及时固定并全部完整送检以获得组织病理学诊断。恰当地处理标本是获得正确的病理诊断的基本条件，必要时还可进行免疫组化、分子病理检查等辅助诊断。

黏膜标本离体后，由于剥离面会发生收缩、弯曲等形态变形的情况，如果标本未经任何处理就直接放入甲醛溶液中，就会在这种变形的状态下被固定，这样的标本不能很好地再现黏膜本身在体内的实际形态。因此，内镜下黏膜切除的标本如果不能马上伸展固定的话，应当立即放入生理盐水中，时间不要超过 1 个小时。在放入 4% 甲醛溶液之前，对标本进行适当的伸展固定是非常必要的，要尽量使标本以接近自然状态的形状和大小伸展，把病变周围的黏膜全部均等地展平，伸展不要过度，钉好固定针后再放入 4% 甲醛溶液中，固定针的数量要适当，不要过密。如果肉眼判断病变已经接近了切缘，此部位就不要再用固定针，以免影响病理诊断时对切缘情况的观察。对于分块切除的标本推荐重新拼接之后用固定针固定。固定后的标本原始形态的再现困难、位置关系不明确时不用勉强重拼，病变的部位不要钉固定针。将固定伸展后的黏膜切除标本钉在泡沫塑料或橡胶板上，在标本周围的板子上标记该标本在体内的相对位置，例如口侧、肛侧、前壁、后壁等，便于病理组织学观察的结果与内镜表现相对照。钉好的标本要使黏膜面朝下反向地放入 4% 甲醛溶液中，并使标本呈悬浮状态。标本固定的时间推荐 24 小时为宜，过短或过长的固定时间都可能会对标本的后续处理造成不利影响。

标本充分固定后，由内镜医师或由内镜医师和病理医师共同确定标本取材方向。先用流动水冲洗，然后照相，用小刀片对标本以 2mm 间距切下取材线，但不要使组织完全切断分离，然后再次照相以供病理诊断时标记病变范围和浸润深度之用。过小的标本推荐在解剖显微镜下切取材线。

操作要点总结：①固定：术后将整块切除的标本展平、黏膜面朝上用大头针固定于平板上，观察、测量并记录新鲜标本的大小、形状、黏膜病变的肉眼所见（大小、形状、颜色、硬度等），区分近侧断端和远侧断端，照相后将标本全部浸没于 4% 甲醛溶液中固定；②制片染色：将组织以 2mm 为间隔连续平行切片，保证在横轴和纵轴水平都能准确评价病变是否在切除标本的边缘以内，按顺序放入包埋盒，组织脱水、浸蜡、石蜡包埋，切片厚度为 4 ～ 6μm；③病理报告：需描述肿瘤的大体表现（如部位、大小、形态、有无溃疡形成等），肿瘤病理组织学类型，肿瘤浸润深度，有无淋巴血管受累和癌切除部位、范围、深度以及切除边缘离肿瘤边缘的距离等，以确定内镜下切除是否达到完全切除或需补充治疗。

完全切除的标本应满足以下要求：每个切片边缘均未见癌细胞；任何一个切片的长度都大于相邻切片中癌的长度。精确的病理组织学诊断是评价 EMR 和 ESD 治疗效果和是否需要外科手术等进一步治疗不可缺少的判断指标。评价 EMR 或 ESD 治疗效果的组织学标准：①符合前述适应证、切缘无癌细胞可以视为完全治愈性切除；②符合前述适应证，切缘可能存在癌细胞为可能治愈性切除；③除以上两点外均为未治愈性切除，因为分块切除无法进行组织学评估，所以分块切除被认为是非治愈性切除。由于淋巴管转移的可能性可通过病理组织学检查早期胃癌浸润深度和病理类型来评估，内镜下切除早期胃癌患者的治疗效果应要求不低于手术疗效，因此术后病理组织学检查若发现病变黏膜下层淋巴管或血管浸润，不完全切除的低分化腺癌则建议手术治疗。

76. 早期胃癌内镜下切除术后用药原则

（1）预防术后并发症用药

1）抑酸药

①质子泵抑制剂是胃 EMR 或 ESD 术后预防出血和促进人工溃疡愈合的首选药物。建议从手术当天起静脉应用 PPI（1 次 /12 小时），2 ～ 3 天后改为口服标准剂量 PPI（1 次 / 天），早餐前半

小时服药，疗程为 4 ～ 8 周。

②操作时间长、剥离范围大、病变位于胃中下 2/3、使用与胃损伤 / 出血潜在相关的药物等是胃 EMR 或 ESD 术后迟发出血的危险因素，伴有上述危险因素的患者建议采用 8 周 PPI 疗程。

③人工溃疡范围大、术中反复电凝止血、凝血功能异常、糖尿病患者等是已知的胃 ESD 人工溃疡延迟愈合的危险因素，因此，伴有上述高危因素的患者，可酌情增加 PPI 用量、延长疗程或加用胃黏膜保护剂。

④目前术前应用 PPI 相关的高质量研究较少，其有效性尚待多中心、设计严谨的临床研究证实。

⑤ H2 受体拮抗剂预防胃 EMR 或 ESD 术后迟发出血和促进人工溃疡愈合的效果不及 PPI。

2）抗酸药及胃黏膜保护剂

①抗酸药：包括氢氧化铝、铝碳酸镁等，具有中和胃酸作用，若用于术后并发症的预防，建议与抑酸药（如 PPI）联合应用。

②胃黏膜保护剂：胃黏膜保护剂与 PPI 联用有一定协同作用，可改善人工溃疡愈合质量，提高愈合率，有条件者可以选用，尤其是伴延迟愈合危险因素的患者建议使用。如口服瑞巴派特（100mg/ 次，3 次 / 天）联合 PPI。国内常用的硫糖铝混悬液也有一定疗效。

3）止血药物：止血药物对胃 EMR 或 ESD 术后出血的预防和治疗作用尚未证实，部分药物有致血栓风险，不推荐作为一线药物使用。对无凝血功能障碍的患者，应避免滥用此类药物；对有血栓栓塞风险或服用抗栓药物的患者应慎用或禁用。

4）围手术期抗菌药物

①不推荐胃 EMR 或 ESD 围手术期常规预防性使用抗菌药物。

②建议对术前评估切除范围大、操作时间长、消化道穿孔高危患者，以及高龄、伴有糖尿病、免疫功能低下（尤其是接受器官移植者）、营养不良等感染高危因素时，可酌情考虑预防性使用抗菌药物。术后用药总时间一般不应超过 72 小时。

③参照国家卫生和计划生育委员会抗菌药物使用原则，围手术期建议选用第 1 或第 2 代头孢菌素，酌情加用硝基咪唑类药物。

（2）术后迟发性出血辅助用药：胃 EMR 或 ESD 术后迟发性出血首选内镜下止血。另外，推荐大剂量静脉应用 PPI，以迅速提高胃内 pH 达 6 以上，促进血小板聚集和防止血凝块溶解，有利于止血和预防再出血，适用于大量出血患者。近期研究报道，常规剂量 PPI 静脉应用，如标准剂量 PPI 静脉输注 1 次 /12 小时，实用性强，效果或与大剂量 PPI 相当。

（3）围手术期根除 *H.pylori* 治疗：接受 EMR 或 ESD 治疗的早期胃癌患者，推荐根除 *H.pylori* 以预防异时癌发生。根除 *H.pylori* 对接受胃 EMR 或 ESD 治疗的高级别上皮内瘤变患者预防胃癌也是有益的，根除方案按相关共识推荐实施。

（4）特殊人群的围手术期用药

1）服用抗栓药物患者的围手术期用药调整：抗栓药物包括

抗血小板药物和抗凝药物。常见的抗血小板药物主要包括阿司匹林、噻吩吡啶类（如氯吡格雷）、非噻吩吡啶类（如替格瑞洛）、其他抗血小板药物（如西洛他唑）等；常用抗凝药物包括华法林、达比加群酯等。

①服用抗栓药物的患者围手术期用药调整必须权衡出血和血栓栓塞的风险。胃 EMR 和 ESD 属高危出血风险的操作，内镜医师需了解血栓风险分层，在充分评估胃 EMR 或 ESD 的紧迫性、患者发生血栓栓塞和出血的风险后，制定手术计划和抗栓药物的调整方案。

②低危血栓栓塞风险患者行胃 EMR 或 ESD，建议临时停用抗栓药物，服用抗血小板药物者术前应至少停用 5 天；服用华法林者，一般术前停用 5 天，并使国际标准化比值（INR）降低至 1.5 以下。

③高危血栓栓塞风险患者的围手术期抗栓用药调整需要多学科（心血管科、神经科、血液科和消化内镜科等）会诊，选择优化治疗策略，决策须充分个体化，最优处置原则和具体调整方案有待进一步研究证实。

对于近期置入冠状动脉支架而行双联抗血小板治疗的患者，建议尽可能将 EMR 或 ESD 操作推迟 6 周或应用药物洗脱支架 12 个月后；如必须尽快行 EMR 或 ESD 治疗，应尽量避免完全停用抗血小板药物，可尝试保留阿司匹林，建议停用噻吩吡啶类药物。具体方案可参考相关指南和共识。服用华法林的患者如存在较高血栓栓塞风险，建议使用肝素（普通肝素或低分子量肝素）替代治疗，但应密切关注迟发出血风险。

④停用抗栓药物时间过长的患者血栓栓塞风险高，胃 EMR 或 ESD 术后当确证止血后应尽快恢复原抗栓方案。根据术中出血和止血情况，在术后 12 ～ 24 小时恢复抗栓治疗。评估认为出血风险高的患者，可酌情延迟到术后 48 ～ 72 小时恢复抗栓治疗。恢复抗栓治疗后，应继续密切监测出血征象。

⑤噻吩吡啶类药物（如氯吡格雷）联合应用 PPI 时，尽量避免使用对细胞色素 CYP2C19 竞争性抑制作用较强的 PPI，如奥美拉唑；建议使用对 CYP2C19 竞争性抑制作用弱的 PPI，如泮托拉唑。

⑥部分 H2RA 可作为使用氯吡格雷患者胃 EMR 或 ESD 术后的备选用药。法莫替丁、雷尼替丁与氯吡格雷之间未见药物相互作用，因其效能弱于 PPI，仅作为临床备选。应避免使用西咪替丁，因其为 CYP2C19 强效抑制剂，可显著影响氯吡格雷的活化。

⑦抗凝药物（如华法林）联合应用 PPI 时，应更加密切监测 INR，及时调整用药。

2）老年、肝硬化、慢性肾脏病患者用药注意事项

①老年患者：目前研究显示，老年患者 EMR 或 ESD 术中发生心动过缓比例明显升高，可能需要使用硫酸阿托品对症治疗；老年人更可能伴有心脏疾病、青光眼、前列腺增生等，使用抗胆

碱类解痉药物需慎重；老年人 EMR 或 ESD 术后肺炎发生率可能高于年轻患者，围手术期可应用抗菌药物防治。

②肝硬化患者：肝硬化患者行胃 EMR 或 ESD 指征的把握和时机选择需慎重，特别是 Child-Pugh 分级为 B/C 或有肝细胞癌病史的患者。肝硬化患者可伴血小板减少、凝血酶原时间（prothrombin time，PT）延长，有明显出血倾向，胃 EMR 或 ESD 术后出血风险可能高于普通人群，应注意采取预防措施，但应注意肝硬化患者长期使用抑酸药物治疗继发感染的风险高。

③慢性肾脏病（chronic kidney disease，CKD）患者：CKD 会影响血小板聚集功能和凝血功能，尤其是行血液透析的患者胃 EMR 或 ESD 术后出血风险高于普通人群。CKD 患者使用的药物种类明显增多，同时肾脏排泄能力减低又会影响经肾脏代谢的药物，药物间相互作用的风险升高，围手术期用药应充分考虑以上因素。

（王　寰　整理）

77. 早期胃癌内镜下切除术主要并发症及其处理

EMR 和 ESD 治疗早期胃癌及癌前病变属于微创手术，但受设备器械、操作者经验、技术方法、患者全身情况等因素的影响，仍存在较高的并发症发生率，以 ESD 更为常见，主要包括出血、穿孔、狭窄、腹痛、感染等。

（1）出血：出血是胃 EMR 和 ESD 最常见的不良事件，术中出血的影响因素包括年龄、病变部位（黏膜下血管丰富和 ESD 操作技术困难的部位）。严格遵守抗血栓管理的原则至关重要，有研究认为术前应用 PPI 可以提高胃内 pH（促进止血），理论上可以减少术中出血。适当的黏膜下注射，牵引装置和透明帽有利于提高视野的清晰度，有利于辨识血管，提高识别能力。在胃 ESD 期间，在切割前对可见血管的预防性电凝是避免出血的基本原则。出血在某种程度上是因为视野不清晰和操作时间的延长，小的出血会经常发生，并且大多数的出血很容易被控制住。但是，出血应该尽量减少，因为出血使视野不清，增加其他并发症的发生风险。

内镜治疗并发出血可分为术中急性出血及术后迟发性出血。急性少量出血是指术中创面渗血或喷射性出血持续 1 分钟以上，内镜能成功止血；急性大量出血是指术中活动性渗血或喷射性出血内镜下止血困难，需中断手术和（或）输血治疗。迟发性出血为内镜治疗术后出血且需要再次内镜下止血的情况，可分为 48 小时内出血和超过 48 小时出血；迟发性大量出血指术后次日所查血红蛋白较术前下降 2g/dl 及以上。

出血发生率：据文献报道，胃 ESD 术中急性出血率在 22.6%～90.6%；而迟发性出血发生率为 3.1%～15.6%。位于胃上 2/3 的病变行 ESD 出现大出血的风险高于胃下 1/3，可能与胃上 2/3 黏膜下血管更粗大相关。Okada 等认为病变＞40mm 是胃ESD迟发性出血的唯一相关危险因素。国内的研究起步较晚，各报道的出血率不一，为0.5%～10.8%。有报道发现，154例早期胃癌行ESD后，术中大量出血发生率为3.9%，术后迟发出血率为0.6%。

止血原则：当出血发生时，辅送水有利于清晰视野，容易发现出血点。少量的渗血可以用刀的头端进行电凝止血，但是要铭记尽可能减少透壁性损伤；遇到弥漫性渗血的情况，建议选择使用止血粉治疗，可以联合或不联合肾上腺素黏膜下注射。止血钳是更大的出血或喷射性出血的首选，抓住出血部位的血管和黏膜后，轻微抬起，并且用电凝模式进行电凝止血。如果上述方法未能成功，可以使用止血夹。由于放置止血夹可能影响后续的操作，因此在放置止血夹前继续剥离出血点周围组织是比较好的选择。对于动脉出血，可选用电止血钳或热凝止血钳夹闭止血。预防性止血非常重要，如发现裸露血管，应预防性行电凝止血。对于早期迟发性出血，溃疡面尚松软，可用止血夹或电止血钳止血。而对于晚期迟发性出血，由于溃疡面基底已纤维化，推荐使用黏膜下注射药物止血。术后使用止血药物和足量PPI。

（2）穿孔：术中内镜下发现穿孔、术后腹部平片或CT提示纵隔下有游离气体存在、术中造影见造影剂外溢或临床上可见腹膜刺激征，应考虑为穿孔。

穿孔发生率及危险因素：术中穿孔的危险因素包括病变位于胃上部、病灶>2cm、纤维化、黏膜下浸润、分块切除、延长手术时间。评估减少穿孔方法的研究很少，但是黏膜下抬举、病变牵引、透明帽可以改善视野，减少胃壁的损伤。Kojima 等报道胃 EMR 患者穿孔发生率为 0.5%，而胃 ESD 穿孔发生率为 1.2%～4.1%，多为术中穿孔。

　　穿孔治疗原则：EMR、ESD 术中发生穿孔一般较小，通常是小的线性缺损，多数病例可通过金属夹闭裂口进行修补，可以成功地闭合，并且预后良好。如果穿孔大小接近 10mm，应该通过 TTS 进行闭合（边缘到中心），成功率＞99%；如果穿孔位置用夹子闭合困难，建议使用套扎方法。如果穿孔＞10mm，应该用 OTSC、内镜夹和尼龙绳荷包缝合或大网膜修补法联合封闭（网膜吸引到胃腔并用夹子将其与穿孔边缘夹闭）；替代方法包括放置 PGA 片和纤维蛋白胶或内镜下缝合装置。迟发性穿孔（即在 ESD 术后放射学检查出现游离气体，并且出现腹膜炎的症状和体征）很少见（约占 0.45%），但是常常在诊断时已出现了腹膜炎，并且通常需要外科手术。迟发性穿孔的危险因素尚未确定，但是病变位于胃上部和在管状胃进行 ESD 可能是其相关因素，过度的电凝和透壁性损伤可能是其病理生理机制。大多数迟发性穿孔需要外科手术处理，但也有少数保守治疗成功的病例，如果患者没有腹膜炎症状和（或）败血症，可以尝试选择保守治疗，及时诊断是保守治疗成功的关键。当穿孔较大时，大量气体进入腹腔，形成气腹，由于横膈膜上移压迫导致呼吸功能不全，可引起生命体征如血压、脉搏、呼吸等发生变化，出现腹腔间隙综合征。一旦腹腔内大量积气，可应用空针经皮穿刺抽气，以缓解腹腔内压力。ESD 操作中，采用 CO_2 代替空气注气可能减少胃 ESD 穿孔导致的气腹症发生率。一旦发生穿孔，CO_2 注气可预防气腹引起的呼吸循环不稳定，并减轻术后呕吐、腹胀等症状，同时还可预防空气栓塞发生。而对于术中忽视的小穿孔，由于术前患者多处于禁食状态，穿孔所致感染相对较轻，经禁食、胃肠减压、抗感染等保守治疗后，小穿孔一般可自行闭合。术后迟发性穿孔可能由于大范围肌肉层剥脱，常难以进行内镜治疗而需接受紧急手术。

（3）狭窄：胃腔狭窄或变形发生率较低，主要见于贲门、幽门或胃窦部面积较大的 ESD 术后。ESD 术后幽门狭窄发生率为 1.9%，内镜柱状气囊扩张是一种有效的治疗方式，但存在穿孔风险。黏膜环周缺损 > 3/4 和切除纵向长度 > 5cm，均为 ESD 术后发生狭窄的危险因素。

（4）其他：EMR 或 ESD 治疗后可出现短暂菌血症，但一般无感染相关症状和体征，无需特殊处理。ESD 用于老年人群普遍认为是安全有效的，但年龄 > 75 岁的患者需考虑术后发生气胸的可能性，发生率可达 1.6%。

78. 早期胃癌内镜下切除术后复发处理及随访

局部复发是指在切除同一瘢痕处发现的癌灶。国内有学者以 6 个月为时限，将其与残留区分开来，残留是指术后 6 个月内在原切除部位及周围 1cm 范围内病理发现肿瘤生长病灶。尽管国际上目前对于多发性胃癌和胃癌遗漏的区别尚无共识，但多数学者习惯将多发性胃癌分为两类：同时性和异时性。如果早期胃癌行内镜下治疗后 12 个月内发现新的病灶，定义为同时性复发，它指内镜治疗时已经存在但被遗漏的、术后 12 个月内经内镜发现的继发性病灶。若治疗后超过 12 个月发现新的病灶，则定义为异时性复发。

术后复发率：国外报道 EMR 治疗早期胃癌术后的复发率为 1.9%～18.0%，多与切除不彻底相关；Nasu 等报道 143 例经 EMR 治疗后的早期胃癌患者，20 例（14.0%）发生异时性复发，16 例（11.0%）出现同时性复发；国内连元等报道 EMR 治疗胃癌术后复发率为 22.2%，高级别上皮内瘤变治疗组复发率更高，达到 32.0%，且术后复发经历时间较短。国外学者报道 ESD 治疗早期胃癌及胃癌前病变的术后复发率为 0.9%～5.1%，五年生存率为 84.6%～97.1%，五年疾病相关生存率高达 100.0%；而国内报道 ESD 的复发率为 2.1%～5.4%。

复发处理：术后病理提示病变为非治愈性切除时，建议外科手术治疗。但以下情况因淋巴结转移的风险很低，可考虑再次内镜下切除或密切观察随访：①水平切缘阳性且病变长度＜6mm 整块切除的分化型腺癌，但满足其他治愈性切除的标准；②分块切除的分化型腺癌，但满足其他治愈性切除的标准。水平切缘阳性率约为 2.0%，局部复发率为 0.3%。病灶位于胃上 1/3 部位和病灶不符合绝对适应证是水平切缘阳性的独立危险因素。

随访：关于术后内镜随访国内较为公认的是治愈性切除后3个月、6个月和12个月各复查1次胃镜，此后每年复查1次胃镜，并行肿瘤标志物和相关影像学检查。建议有条件的单位开展研究对患者同时进行肠镜复查，因早期胃癌患者中发生肠道腺瘤的可能性明显高于正常人群。

79. 早期胃癌的腹腔镜下胃内手术

目前有许多微创技术用于治疗早期胃癌，包括病变组织的切除（EMR、ESD等）、病变组织的破坏（激光治疗、局部注射抗癌药物、微波治疗、光动力学治疗和氩离子凝固术等），最常用的是EMR和ESD。随着内镜技术发展和器械不断完善，EMR和ESD技术基本上能够切除胃内大多数部位的早期胃癌病灶，但当病灶位于食管胃结合部、胃底、胃后壁时，内镜下往往难以完成手术，即使勉强完成了内镜下切除术，这种做法极易造成肿瘤局部复发，因此这些部位的病变更适合于腹腔镜胃内途径进行手术。

随着腔镜技术的日臻完善，腹腔镜和电子胃镜结合可以进行各种胃病变的胃腔内切除。由于胃的扩张性好、胃内空间足够大，因此非常适合腹腔镜胃腔内手术操作。当胃充分扩张充盈后，胃前壁靠近腹前壁，可以安全有效地建立经皮胃通路。传统手术方法难以暴露胃后壁、食管胃结合部病变，往往需要巨大的腹部切口来游离、暴露病变，即便腹腔镜能够观察到胃上部，像肥胖症等特殊体态的患者腹腔内的脂肪也妨碍了食管结合部的暴露。因此胃腔内途径能够避免传统方法的缺点，充分暴露病变并实施手术。

（1）手术适应证：早期胃癌难以使用胃镜切除者，隆起型黏膜内癌直径＜2.5cm，凹陷型癌直径＜1.5cm，除了位于胃前壁其他部位的病变。

（2）腹腔镜胃内手术器械：基本上是传统腹腔镜手术和内镜下手术所用器械。

（3）体位：全麻成功后，患者取仰卧位，下肢适度外展，主刀医师站在患者两腿之间，助手站在患者左侧，电子胃镜置放于患者头侧，医师能够观察到胃镜和腹腔镜的显示器。

（4）胃腔内途径建立：经脐建立气腹，放置穿刺套管，导入腹腔镜对腹腔进行探查，然后经口导入电子胃镜进一步对病变进行定位。根据病变部位和患者是否适合进行胃腔内手术来决定经胃穿刺套管放置的部位，穿刺套管之间的距离至少6cm避免横穿其他腹腔脏器。胃保持充盈状态，经胃穿刺套管最佳放置部位应在胃镜的引导下，沿胃大弯侧，适度压迫胃壁后进行。建立经胃途径后，可以经腹腔镜、胃镜或经皮使用长的22G硬膜外穿刺针在病变周围注射1∶100 000的肾上腺素预防出血，建立正确的剥离切除平面。手术结束，将胃内气体排空，穿刺套管退到腹腔，使用切割缝合器或镜下缝合关闭胃壁，胃管保留一晚进行减压，手术第一天进行造影，之后进食。

（5）手术方法：针对胃镜下黏膜切除术存在的不足，Ohashi 于 1995 年首创腹腔镜腔内胃切除术。该方法能够最大限度保留胃，避免胃广泛切除术后的各种并发症，且较传统手术具有时间短、疼痛轻、恢复快的特点；手术在上腹部采用 3 个穿刺套管建立腹壁胃通道，采用腹腔镜胃镜联合病变黏膜扩大切除，所有患者无手术相关及术后并发症发生，术后 2～3 天进食，平均 5 天出院，随访 9 个月无肿瘤发生。Ohgami 等采用相同的技术在腹腔镜联合胃镜下治疗了 17 例早期胃癌，肿瘤的平均直径为 9mm（5～25mm），无手术中并发症，其中 3 例患者手术后出现贲门狭窄需要球囊扩张，平均随访 35 个月，1 例病变位于贲门部的患者，术后 2 年出现局部复发，由于复发病灶小，成功经内镜下激光消融，其他患者无复发。Kobayashi 等报道 7 例严格选择的早期胃癌腹腔镜胃内手术情况，病变平均直径为 1cm，位于胃小弯或胃后壁，其中 3 例因术中出血中转开腹手术（57%），另外 1 例不能胃内注入气体而中转开腹，接受胃壁全层切除；1 例患者切缘阳性，最初进行了切缘灼烧，手术后 28 个月局部残面复发而接受远端胃切除；经过 8 年的随访，无复发病例。

为了克服腹腔镜胃内手术存在的技术困难，Yamashita 等报告建立了另外一种途径来进行胃内手术，作者采用改良 Buess 技术，使用类似于经肛门内镜直肠黏膜切除器械来完成经胃造口内镜手术。首先在上腹正中做一个 4cm 的剖腹切口，将胃提出腹腔并于切口皮肤缝合固定，全层切开胃壁，放入 40mm 的肛门镜，应用 Buess 内镜下器械完成黏膜切除。该方法的优点不需要注入 CO_2 充盈胃腔，可以做胃壁全层切除，只需要将胃切一小口而不需要把胃打 3 个操作孔。他们治疗了 6 例位于胃小弯和胃后壁的早期胃癌病灶，随访 13 个月没有出现局部复发病例。Nakagoe 等采用同样方法治疗了 5 例早期胃癌患者，随访 5 年没有复发病例。

早期胃癌腹腔镜下胃内手术对手术器械的依赖性较大，且起步较晚，尚没有多中心随机临床研究结果，仍然需要积累大宗病例长期随访观察肿瘤复发情况为临床应用提供依据。但是，腹腔镜联合内镜胃内手术仍然为某些早期胃癌治疗提供了重要的方法。

80. 早期胃癌的胃局部切除术

早期胃癌的缩小手术是指在保证手术根治性的前提下，缩小胃切除和淋巴结廓清范围，保留大、小网膜和迷走神经的手术，是相对于标准化手术的缩小手术。作为缩小手术的一种术式，胃局部切除术的适应证是未发现淋巴结转移的胃黏膜内癌，为了确保水平、垂直方向均能得到安全范围的切除，对于切除标本应进行客观和及时的组织学检查。胃局部切除术有开腹和腹腔镜下局部切除。早期胃癌术中利用触诊往往难以确定病变部位，因此，术前要用胃镜对病变进行标记，标记方法可用钛夹标记法或色素标记法。

（1）手术适应证：早期胃癌局部切除的手术适应证与EMR、ESD相同，是针对无淋巴结转移的黏膜内癌。尤其是胃镜下手术后其断端阳性者，或病灶部位特殊，胃镜下手术难以安全切除的病例。

（2）开腹局部切除术：上腹正中切口，进入腹腔后，遵从无瘤原则进行探查和手术。探查标记肿瘤的部位及范围，确定局部切除区域及切割线，并且在切割线的内侧做4个方向的胃壁全层贯穿缝合，用作提吊。用电刀沿切割线将包含病变范围的胃壁整块切除。将胃黏膜、黏膜下层和浆肌层分层缝合，或将胃壁的全层做间断缝合。

（3）腹腔镜下局部切除术：手术适应证对早期胃癌的大小和形态有更加严格的要求（隆起型黏膜内癌直径＜2.5cm，凹陷型癌直径＜1.5cm，无溃疡）。术前做必要的准备及胃病灶部位确认及标记，进行水平和垂直方向的定位。

患者仰卧位，术者位于患者右侧，持镜者位于患者双腿之间，戳孔位置及小切口位置同腹腔镜胃切除术。腹腔镜的胃局部切除需要与胃镜协同操作，首先肠钳夹闭蔡氏韧带附近的空肠，胃镜送气使胃膨胀并确认病变部位。腹腔镜下确定切除范围，电刀标记切除胃壁范围。胃周围的血管用LCS或Liga Sure予以结扎、切断，助手用钳子将病变部位提起，术者用自动缝合切割器夹持切除病变部位胃壁，与此同时，胃镜确认病变切除的安全范围后，术者击发闭合切割器，切除病变所在的胃壁，然后将切除组织放入兜袋经脐孔取出。

参考文献

1. Chiu PW，Teoh AY，To KF，et al.Endoscopic submucosal dissection（ESD）compared with gastrectomy for treatment of early gastric neoplasia: a retrospective cohort study.Surg Endosc，2012，26（12）：3584-3591.

2. Lian J，Chen S，Zhang Y，et al.A meta-analysis of endoscopic submucosal dissection and EMR for early gastric cancer.Gastrointest Endosc，2012，76（4）：763-770.

3. Horiki N，Omata F，Uemura M，et al. Risk for local recurrence of early gastric cancer treated with piecemeal endoscopic mucosal resection during a 10-year follow-up period.Surg Endosc，2012，26（1）：72-78.

4. Park CH，Lee SK.Preventing and controlling bleeding in gastric endoscopic submucosal dissection.Clin Endosc，2013，46（5）：456-462.

5. Toyonaga T，Man-i M，East JE，et al.1，635 Endoscopic submucosal dissection cases in the esophagus，stomach，and colorectum: complication rates and long-term outcomes.Surg Endosc，2013，27（3）：1000-1008.

6. Okada K，Fujisaki J，Yoshida T，et al.Long-term outcomes of endoscopic submucosal dissection for undifferentiated-type early gastric cancer.Endoscopy，2012，44（2）：122-127.

7. Park JC，Lee SK，Seo JH，et al.Predictive factors for local recurrence after

中国医学临床百家

endoscopic resection for early gastric cancer: long-term clinical outcome in a single-center experience.Surg Endosc, 2010, 24 (11): 2842-2849.

8. Yang Z, Wu Q, Liu Z, et al. Proton pump inhibitors versus histamine-2-receptor antagonists for the management of iatrogenic gastric ulcer after endoscopic mucosal resection or endoscopic submucosal dissection: a meta-analysis of randomized trials.Digestion, 2011, 84 (4): 315-320.

9. Goto O, Fujishiro M, Kodashima S, et al. Short-term healing process of artificial ulcers after gastric endoscopic submucosal dissection.Gut Liver, 2011, 5 (3): 293-297.

10. Shin WG, Kim SJ, Choi MH, et al. Can rebamipide and proton pump inhibitor combination therapy promote the healing of endoscopic submucosal dissection-induced ulcers? A randomized, prospective, multicenter study.Gastrointest Endosc, 2012, 75 (4): 739-747.

11. Huang Y, Kakushima N, Takizawa K, et al.Risk factors for recurrence of artificial gastric ulcers after endoscopic submucosal dissection.Endoscopy, 2011, 43 (3): 236-239.

12. Lim SM, Park JC, Lee H, et al.Impact of cumulative time on the clinical outcomes of endoscopic submucosal dissection in gastric neoplasm.Surg Endosc, 2013, 27 (4): 1397-1403.

13. Goto O, Fujishiro M, Oda I, et al.A multicenter survey of the management after gastric endoscopic submucosal dissection related to postoperative bleeding.Dig Dis Sci, 2012, 57 (2): 435-439.

14. Kim M, Jeon SW, Cho KB, et al.Predictive risk factors of perforation in gastric endoscopic submucosal dissection for early gastric cancer: a large, multicenter study.Surg Endosc, 2013, 27 (4) : 1372-1378.

15. 侯晓佳，李兆申，施新岗，等. 内镜黏膜下剥离术的疗效及出血危险因素分析. 中华消化内镜杂志, 2012, 29 (10) : 549-553.

16. Oda I, Suzuki H, Nonaka S, et al.Complications of gastric endoscopic submucosal dissection.Dig Endosc, 2013, 25 Suppl 1:71-78.

17. Maeda Y, Hirasawa D, Fujita N, et al.A prospective, randomized, double-blind, controlled trial on the efficacy of carbon dioxide insufflation in gastric endoscopic submucosal dissection.Endoscopy, 2013, 45 (5) : 335-341.

18. Iizuka H, Kakizaki S, Sohara N, et al.Stricture after endoscopic submucosal dissection for early gastric cancers and adenomas.Dig Endosc, 2010, 22 (4) : 282-288.

19. Abe N, Gotoda T, Hirasawa T, et al. Multicenter study of the long-term outcomes of endoscopic submucosal dissection for early gastric cancer in patients 80 years of age or older.Gastric Cancer, 2012, 15 (1) : 70-75.

20. Lee KJ, Kim JH, Kim SI, et al. Clinical significance of colonoscopic examination in patients with early stage of gastric neoplasm undergoing endoscopic submucosal dissection.Scand J Gastroenterol, 2011, 46 (11) : 1349-1354.

早期胃癌的预防

81. 胃癌的预防分为三级

随着胃癌研究的进展，实施胃癌预防已成为可能，胃癌预防分为三级。

一级预防是指胃癌的病因学及发病学预防，目的在于降低胃癌发病率。

（1）病因学预防：控制饮食因素对胃癌病因学预防十分重要。①改进不良饮食习惯和方式。按时进食，避免暴饮暴食，不进食过烫食物，进食不宜过快。进食时情绪愉快，养成细嚼慢咽的良好饮食习惯。②避免高盐食品，提倡冷冻保鲜食品。咸肉、咸鱼等是胃癌发生的重要诱因，应尽量减少盐腌食品的摄取，每日进食盐量一般应低于 10g。提倡用冷冻技术保存食品。③少吃烟熏、油炸和烘烤食物，鱼、肉等在熏、炸和烘烤等过程中会产生多环芳烃、N-亚硝基化合物等致癌物，建议尽量少吃。④多吃具有防癌作用的食品，如新鲜蔬菜、水果、豆制品、牛奶、大蒜、绿茶等与胃癌发病率呈负相关，是预防胃癌的理想食品和饮料。⑤戒烟，吸烟与胃癌发生风险呈剂量依赖关系，胃癌风险随每日吸烟量和时长的增加而增加。

（2）发病学预防：是指对胃癌前疾病与病变采取干预措施。干预手段包括化学干预和行为干预。用化学药物预防胃癌的发生或使癌细胞分化逆转的方法称为化学干预。近年来的研究表明，根除 *H.pylori* 将是减少胃癌发病率最有希望的策略；环氧化物 -2 抑制剂和抗氧化物研究拓宽了胃癌化学预防的途径。

二级预防是指胃癌的"三早"（早期发现、早期诊断和早期治疗）预防，目的在于降低胃癌病死率，"三早"的核心内容是早期发现。①早期发现的有效途径是胃癌筛查。对胃癌而言，报警症状的作用非常有限，在一般综合性医院门诊诊断的胃癌患者中，早期胃癌不足 10%，90% 以上的患者为中、晚期胃癌。胃癌筛查不仅可以发现更多的早期胃癌，还能筛出一批不同类型的胃癌前病变患者，为进一步干预治疗打下了基础。②筛查的重点是胃癌高危人群。胃癌在一般人群中发病率较低（33/10 万），且目前尚无简便、有效的诊断方法进行全体人群普查。内镜检查等诊断方法用于胃癌普查需消耗大量的人力、物力，且由于胃镜检查是侵入性检查，很多无症状、低胃癌发病风险的患者难以接受，因此，只有针对胃癌高危人群进行筛查，才是可能行之有效的方法。③早期发现胃癌的关键是筛查方法。采用非侵入性诊断方法筛选出胃癌高风险人群，继而进行有目的的内镜下精查是较为可行的诊断策略。

三级预防是指改善患者生活质量，促进患者康复，目的在于提高胃癌患者生存率。对于早期胃癌，可选择内镜下微创切除或手术切除；对于中晚期胃癌，应加强综合治疗，解除疼痛，提高生活质量，定期随访观察。

82. 根除幽门螺杆菌可以降低胃癌发生风险

最新的 *H.pylori* 感染与胃癌发生关系的 Meta 分析结果表明：①总体上，根除 *H.pylori* 可降低胃癌发生率。②有效的干预时间为胃黏膜萎缩 / 肠化生发生前、根除前已有胃黏膜萎缩 / 肠化生者，预防效果显著降低。可能的原因是根除 *H.pylori* 仅可使部分患者胃黏膜萎缩得到逆转，而肠化生难以逆转。③根除 *H.pylori* 后补充抗氧化剂和（或）维生素可提高预防胃癌的效果。

根除 *H.pylori* 可降低胃癌发生的危险性。根除 *H.pylori* 对降低胃癌危险性的益处可间接地从评估其对胃癌前病变作用的研究中以及直接地从其对胃癌发生作用的研究中得到显示。Correa 等评估了 *H.pylori* 根除疗法对哥伦比亚胃癌高危区人群胃黏膜多灶性萎缩、肠化生和异型增生的作用。6 年随访结果显示，根除 *H.pylori* 使胃黏膜萎缩和肠化生的消退率显著增加。其后的 12 年末随访结果证实了这一点，与 *H.pylori* 阳性者相比，*H.pylori* 阴性者的胃癌前病变消退率增加 15%，进展率降低 14%。Leung

等的一项前瞻性随机安慰剂对照试验的 5 年随访显示，持续 *H.pylori* 感染者进展至肠化生的危险性较根除成功者显著增高。Uemura 等首先提供了根除 *H.pylori* 可直接影响胃癌发生的证据，他们在行内镜下切除治疗的早期胃癌患者中进行了一项非随机化 *H.pylori* 根除试验。随访 3 年后，9%的未接受根除治疗者发生异时性胃癌，*H.pylori* 根除者胃癌发生率为 0。Fukase 等在一项多中心、开放、随机临床试验中，544 例行早期胃癌 EMR 的患者分别接受 *H.pylori* 根除或安慰剂治疗，随访 3 年后，*H.pylori* 根除者的异时性胃癌发生率为 3.3%（9/272），安慰剂组为 8.8%（24/272）。上述研究结果说明早期胃癌行内镜下治疗后，根除 *H.pylori* 可常规作为预防异时性胃癌的有效二级预防措施。

根除 *H.pylori* 感染预防胃癌的最佳分界年龄仍不明确。进行人群 *H.pylori* 筛查和根除分界年龄的确定取决于当地医疗资源和伦理方面的考虑。考虑到胃癌的发生是一个级联事件，癌前病变的出现需要一定时间的认识，在高危人群中，推荐在胃癌起始年龄前 10 ～ 20 年行 *H.pylori* 感染筛查，这样可使 *H.pylori* 在不可逆胃癌前改变发生前被根除。不推荐在童年期筛查 *H.pylori* 感染以预防胃癌。*H.pylori* 感染通常于童年期获得，由于儿童携带细菌的时间长度不足以发生癌前病变，因此理论上童年期应是根除 *H.pylori* 的理想时间，有助于预防今后胃癌的发生。然而，童年期 *H.pylori* 流行率和胃癌发生率低，大范围的人群筛查计划费用过高，不适于在国家水平进行。而且，童年期根除 *H.pylori* 成功后再感染的危险性高于成年期。

尽管根除 *H.pylori* 可作为一级化学预防策略，但根除成功后仍有可能发生胃癌。数项研究评估了 *H.pylori* 根除治疗对胃癌前病变如胃黏膜多灶性萎缩、肠化生和异型增生的作用。哥伦比亚的一项研究中，在 12 年随访期末，尽管 *H.pylori* 阴性者于持续阳性者相比胃癌前病变消退明显，进展减少，但仍有约 1/3 的根除治疗成功者可见胃癌前病变进展。You 等的前瞻性随机试验中，7 年随访期后，治疗组 45% 的患者和安慰剂组 49% 的患者癌前病变进展。综合上述资料，尽管根除 *H.pylori* 可诱导胃癌前病变消退，尤其是早期和非重度病变，但仍有多至 45% 的治疗者显示疾病进展。有研究评估了成功根除 *H.pylori* 后胃癌的发生情况。Ogura 等报道，在 3 年随访期中，*H.pylori* 阳性组和阴性组分别有 4% 和 1.5% 的患者发生胃癌。Wong 等的研究中，在 7.5 年随访期中，治疗组和安慰组分别有 0.9% 和 1.3% 的患者发生胃癌。

迄今为止，有限的已经发表的关于根除 *H.pylori* 预防胃癌前病变和胃癌的资料均来自高危人群，即使在高危人群中，其收益也不具有普遍性。因此，目前不推荐在低危人群中采用 *H.pylori* 筛查和根除策略以减低已经很低的胃癌发生率。多项研究显示，根除 *H.pylori* 仅能预防 20%～ 30% 的 *H.pylori* 相关性胃癌，对中年人群行筛查和根除 *H.pylori* 仍是成本-效益比较好的预防胃癌的方法，对高危人群尤为有益。但在普通人群中行 *H.pylori* 根除治疗预防胃癌的可行性、安全性以及合适时间尚有待明确。根

除 *H.pylori* 是预防胃癌最具应用前景的方法，但根除 *H.pylori* 并不能完全预防胃癌，当前研究证据显示可能仅对不合并胃黏膜萎缩或肠化生者有效，但该观点仍需今后进行长期的随访研究进一步证实。

83. 根除幽门螺杆菌能否逆转胃黏膜萎缩和肠化生结论不一

国内外学者针对根除 *H.pylori* 感染后胃黏膜萎缩和肠化生是否可发生逆转做了一些前瞻性的研究，结论不一，但多倾向于认为胃癌前病变是可逆转的。

多数学者认为，根除 *H.pylori* 感染能够减轻、控制或延缓胃黏膜萎缩及肠化生的发展，并有可能逆转胃黏膜萎缩和肠化生。我们采用前瞻性队列研究方法，对 110 例萎缩性胃炎患者进行了 5 年的随访研究。研究发现，*H.pylori* 阳性组胃黏膜萎缩程度加重者占 43.0%，显著高于 *H.pylori* 阴性组（20.0%）；*H.pylori* 阳性组肠化生和异型增生的发生率分别为 32.6% 和 19.6%，显著高于 *H.pylori* 阴性组（12.0% 和 4.0%）；根除 *H.pylori* 后可使 29.0% 的患者胃黏膜萎缩程度明显减轻。Sung 等把 587 例 *H.pylori* 感染者随机分为抗 *H.pylori* 治疗组和安慰剂组，第一年发现抗 *H.pylori* 治疗组较安慰剂组肠化生无显著改善，但 5 年随访研究后，发现根除 *H.pylori* 者较持续 *H.pylori* 感染者肠化生程度显著延缓或无进展，而持续 *H.pylori* 感染导致肠化生发展，胃黏膜萎

缩在根除 *H.pylori* 后得到恢复。Correa 等的随机对照化学预防试验中，胃黏膜萎缩患者分别接受 *H.pylori* 三联根除疗法和（或）维生素 C 或 β- 胡萝卜素或相应安慰剂治疗，随访平均 72 个月后发现三种基本干预方案均使胃黏膜萎缩和肠化生逆转率显著增加，但联合干预方案的逆转率与基本干预方案无明显变化，根除 *H.pylori* 感染使癌前病变逆转率亦显著增加。谢勇等研究发现，*H.pylori* 持续感染 10 年后肠化生的严重程度显著增加，且肠化生的发生率由 10 年前的 17.0% 增至 44.7%，提示 *H.pylori* 持续感染可使胃黏膜慢性炎症不断加重，并逐渐发展至肠化生等癌前病变。相反，*H.pylori* 根除者胃黏膜炎症的炎症程度显著低于 10 年前，胃黏膜糜烂完全消失，没有新的肠化生出现，多数患者的肠化生维持在原来的水平，部分患者的肠化生有不同程度减轻。研究表明，根除 *H.pylori* 不仅能减轻胃黏膜的炎症程度，而且能够阻止肠化生的发生和发展。以上的研究结果显示，根除 *H.pylori* 对预防肠化生有益，可以逆转胃黏膜萎缩和肠化生。

但另有一些学者认为，根除 *H.pylori* 对胃黏膜萎缩和肠化生没有明显影响。Hsu 等研究了 43 例胃黏膜萎缩和肠化生患者根除 *H.pylori* 前后的变化，随访 1 年结果显示，成功根除 *H.pylori* 组胃黏膜腺体萎缩和肠化生程度保持不变。Satoh 等对根除 *H.pylori* 感染的患者随访 1.5 年，未发现胃黏膜萎缩及肠化生有明显改善，甚至还发现治疗前无肠化生的 7 例患者中有 3 例检出肠化生，对根除 *H.pylori* 后胃黏膜萎缩及肠化生的可逆性表示怀疑。我们 5 年的随访研究结果显示，根除 *H.pylori* 可以显著降低肠化生的发生率，延缓肠化生的进一步发展，但并不能发生逆转。

根除 *H.pylori* 后能否逆转胃黏膜萎缩和肠化生存在争议。欧洲一些学者认为，一些文献报道根除 *H.pylori* 后对胃黏膜萎缩和肠化生无明显影响，可能与研究者观察时间偏短有关（多为 1 ～ 1.5 年），但即使短期内难以逆转，也可延缓其进一步发展。研究结果相互矛盾，也可能是由于组织学分型解释的不一致、样本误差、不同的研究人群造成的，另外提示除 *H.pylori* 感染外可能还有其他因素对胃黏膜萎缩和肠化生发生有一定影响。对此，Hojo 等检索了 1066 篇相关论著，从中选择了 51 篇采用新悉尼系统作为胃炎诊断标准并关于根除 *H.pylori* 对胃黏膜萎缩、肠化生影响的研究报道进行分析，25 篇论著中的 11 篇报道根除 *H.pylori* 后胃黏膜萎缩显著改善；但 4 项大样本（> 100 例）中的 1 项研究和 5 项长期（> 12 个月）观察中的 2 项研究未发现胃黏膜萎缩改善；28 篇论著中有 5 篇报道肠化生得到改善。分析结果提示，根除 *H.pylori* 后确实可使部分患者的胃黏膜萎缩得到改善，但未能就肠化生问题做出肯定结论。

84. 根除幽门螺杆菌预防胃癌存在的困惑

H.pylori 感染与胃癌的发生具有密切关系，根除 *H.pylori* 作为胃癌的一级预防策略已被提出和受到重视。但是，根除

H.pylori 预防胃癌策略在实施过程中尚存在很多的问题和争议，根除 *H.pylori* 预防胃癌可以说是希望与困惑并存。来自哥伦比亚、日本、中国等胃癌高发地区的资料证实，早期 *H.pylori* 根除是目前最为有效地防止胃癌的方法，对胃癌高危人群早期干预、筛查和治疗 *H.pylori* 有着特殊重要的意义。有学者乐观估计，根除 *H.pylori* 至少可降低半数以上的胃癌发生率，这使我们预防胃癌看到了希望。

但是，拟通过根除 *H.pylori* 来预防胃癌的临床试验还存在很大的技术难题，现有资料显示，*H.pylori* 根除治疗对胃癌的发生率和病死率未发现有何明显的影响，因此 *H.pylori* 根除治疗是否干预胃癌前病变的转归是目前 *H.pylori* 相关性胃癌治疗研究的目标。虽然国内外学者针对根除 *H.pylori* 后胃癌前病变是否可发生逆转做了一些前瞻性的研究，但结论不一。多项研究证实了根除 *H.pylori* 可以降低胃癌的发生风险，但同时也有多项研究发现胃癌前病变发展到某一节点后不再有可逆性，一旦病变超过这个节点，根除 *H.pylori* 也不足以降低胃癌发生的危险性。因此，尽管有明确的证据证明 *H.pylori* 感染可以引起胃癌，但大规模根除 *H.pylori* 计划是否能有效减少胃癌的发生，特别是高危人群中胃癌的发生，仍然值得怀疑。根除 *H.pylori* 是否预防胃癌的发生也有一些矛盾的结果，Uemura 等首先提供了 *H.pylori* 根除可直接影响胃癌发生的证据，观察到根除 *H.pylori* 可以帮助预防内镜下切除早期胃癌的术后复发。而由 Maehata 牵头的另一项多中心

5 年回顾性研究显示，是否接受根除 *H.pylori* 治疗，并不改变内镜下切除早期胃癌的术后复发结果。除此之外，根除 *H.pylori* 预防胃癌还存在不少的困惑。

（1）2005 年 Blaser 等发表了一项 1900—2000 年历经 100 年的流行病学资料。研究发现，随着公共卫生的改善和抗生素的广泛使用出现了"两低三高"，即 *H.pylori* 感染率下降，胃癌发病率下降，胃食管反流病发病率升高，Barrett's 食管发病率升高，食管下段腺癌发病率每年以 7%～9% 比例升高。同年 Whiteman 等的研究结果也发现，*H.pylori* 感染可以减少食管癌的发生。根除 *H.pylori* 可以减少胃癌的发生，但又引起食管反流性疾病和食管腺癌的发病率上升，到底对 *H.pylori* 感染是治疗还是不治疗？

（2）尽管 *H.pylori* 感染被认为是肠型胃癌发生的先决条件，但我们也应该关注另一方面的相关证据。*H.pylori* 感染者中仅有＜1% 的人最终发生胃癌，日本（胃癌高发区）人移居美国夏威夷（胃癌低发区）后的移民后代中胃癌发病率逐渐降低，*H.pylori* 感染与胃癌关系的"非洲之谜"和"印度之谜"（当地的 *H.pylori* 感染率很高，但胃癌发病率很低）等，这些似乎在一定程度上否定两者之间存在的"因果关系"，或至少说明胃癌的发生除 *H.pylori* 因素外，还肯定有环境因素、遗传因素等其他因素的参与。因此，胃癌的发生并非是 *H.pylori* 感染单一因素的作用，目前的导向似乎有过分夸大 *H.pylori* 致病作用的倾向，值得关注！

（3）目前国内、外共识/指南推荐的根除 *H.pylori* 预防胃癌的指征为慢性萎缩性胃炎、早期胃癌内镜治疗后和有胃癌家族史者，而慢性非萎缩性胃炎则不作为推荐指征（日本2014年已做修改），原因是后者人数太多。但是，近几年多项研究表明，根除 *H.pylori* 预防胃癌的最佳干预时间为胃癌癌前病变发生前，胃黏膜发生萎缩 / 肠化生后，根除 *H.pylori* 预防胃癌的效果就会显著降低。目前的共识 / 指南不推荐在预防胃癌效果最佳的非萎缩性胃炎阶段进行干预，显然与根除 *H.pylori* 预防胃癌的策略相悖，应考虑修改。但是，如果在非萎缩性胃炎阶段实施根除 *H.pylori* 预防胃癌的策略，我国成人40%～60%的高感染基数和宽范围的根除年龄决定了我国有非常庞大的需要根除治疗的人群。如此大规模地实施根除治疗预防胃癌，工作量之大、面临的困难之多可想而知，是否具备可行性，以及费用-效益评估、确切效果、不良后果等尚待全面评估。

（4）随着 *H.pylori* 耐药率的上升，我国 *H.pylori* 根除率已显著下降，多数方案的根除率仅为70%～85%。根除后的再感染也是困扰根除 *H.pylori* 预防胃癌策略实施的因素之一。报道的年再感染率为3.4%～11.5%，一般发展中国家的再感染率高于发达国家。如果推荐20岁前根除 *H.pylori*，那么40岁后多数人又会再感染，发生胃癌的风险仍然会很高；但如果推荐40岁以后根除，则多数感染者已有胃黏膜萎缩和（或）肠化生，预防胃癌的效果就会显著降低。因此，低根除率和高再感染率对实施根除 *H.pylori* 预防胃癌策略的影响应该引起高度重视。

（5）我国是抗菌药物应用大国，目前多数抗菌药物已有很高的耐药率。如果根除 *H.pylori* 大范围地应用抗菌药物，可能会使抗菌药物普遍耐药的问题"雪上加霜"，从而导致非常严重的不良后果，这也是一个值得令人关注的问题。

85. 首例抗幽门螺杆菌疫苗在我国研制成功

大量流行病学研究资料显示，*H.pylori* 与各地人群的生活环境和生活习惯有关，并且具有很强的家族聚集性。居住条件、环境、水源、职业和受教育程度均是 *H.pylori* 感染的相关因素。对正常人群的大量血清流行病学调查资料显示，*H.pylori* 感染与年龄也有极大的相关性，随着年龄的增加感染率升高。这一现象存在两种类型，第一类为儿童期易感型，儿童期为感染率剧增期，每年以 3% ～ 10% 甚至更高的速度急剧上升，至 10 岁有 40% ～ 60% 以上的人受感染，以后感染速度减慢，每年以 0.5% ～ 1% 速度缓增，至 50 岁左右感染率基本上不再增加，进入平坦期，到 70 岁以上由于免疫功能下降，血清法检测可见阳性率下降，但不代表感染率真正下降，发展中国家包括我国属于这一类型；第二类为感染均衡型，感染率随年龄增加的速度在儿童和成年期基本一致，以每年 0.5% ～ 1% 速度上升，有些地区 50 岁以后感染率非但不进入平坦期，而且还明显增高，发达国家属于这一类型。我国是一个 *H.pylori* 感染率相当高的国家，全国各地的感染率存在很大的差异，范围为 42% ～ 90%，平均为 59%；其中感染率最低的是广东省 42%，最高的是西藏拉萨 84.6%（2009 年数据）。我国 *H.pylori* 感染类型与儿童期易感型极其吻合，在生命的最初几个月内进行预防性接种对于预防 *H.pylori* 慢性感染的长期效应和减少在人群中的传播是非常必要的。此外，医源性传播是 *H.pylori* 的传播途径之一，医院的医务人员感染 *H.pylori* 的概率明显高于其他职业的自然人群，尤其是从事消化内科工作的医护人员感染率高达 74.4%，从事消化内镜工作的医务人员感染率最高，为 82.5 %，并且感染率随工作年限的增加而上升。

近 10 年来，*H.pylori* 疫苗的基础性研究有了长足发展，但开发有效的 *H.pylori* 疫苗仍遇到了许多困难。起初，研究者以 *H.pylori* 分泌的蛋白质或病毒因子（如尿素酶）作为重组蛋白研发保护性疫苗，但由于这些因子仅具有较弱的免疫诱导反应并且缺乏安全性，结果许多的研究项目以失败告终。目前，*H.pylori* 亚单位疫苗是国内外研究的主要方向，其中 UreB（尿素酶亚单位 B）、HspA（热休克蛋白 A）、HpaA（黏附素）、NAP（中性粒细胞激活蛋白）、AhpC（烷基过氧化氢还原酶）是 *H.pylori* 疫苗研究的主要有效亚单位。采用其中任何一种抗原制备成的疫苗为亚单位单价疫苗，采用其中任何两种或以上的抗原组合制成的疫苗为双价 / 多价疫苗。双价 / 多价抗原 + 分子内佐剂是 *H.pylori* 预防性亚单位疫苗研究的发展趋势，并已得到动物实验的验证，单价疫苗的保护率通常低于 80%，双价疫苗的保护率可达 90%

以上，而 rLTB-rUreB-rHpaA 可高达 100%，表明双价 / 多价抗原免疫效果更好。

2015 年，我国有研究团队在世界上率先研制成功口服重组 *H.pylori* 疫苗，该研究团队在完成临床前期研究和 Ⅰ 期、Ⅱ 期、Ⅲ 期临床试验基础上，获得了国家食品药品监督管理局（SFDA）新药证书，为预防 *H.pylori* 感染提供了新的有效手段。2004 年 12 月—2005 年 3 月，该研究团队选择没有 *H.pylori* 感染史的中国儿童（6 ～ 15 岁）为研究对象，开展了口服重组疫苗（与来自大肠杆菌的热不稳定肠毒素 B 融合的尿素酶 B 亚基）预防 *H.pylori* 感染的Ⅲ期研究，检验疫苗的有效性、安全性和免疫原性。研究人员随机分配 4464 名参与者接受疫苗（n=2232）或安慰剂（n=2232），其中 4403（99%）名参与者完成了三个剂量的疫苗接种计划，并列入了有效性分析。受试人群血清抗体阳转率大于 85%，在随访研究的第一年，发现了 64 例 *H.pylori* 感染事件（疫苗组中 2074.3 人年的 14 例事件 *vs.* 安慰剂组中 2089.6 人年的 50 例事件），即疫苗组有效率达到 71.8%。研究人员延长了 3 年的随访时间。研究发现，该疫苗的免疫效果是肯定的，作为口服剂型，服用方便、接种人群依从性较好，对受试人群具有较好的安全性。但是，由于接种口服重组 *H.pylori* 疫苗 3 年后，预防有效率仅为 55%，国内外学者对该种疫苗的临床应用价值持怀疑态度，认为需要更长时间的研究观察和更多的研究参与者来验证这一疫苗的有效性。

迄今为止，研发的 *H.pylori* 疫苗都存在着保护率不高的问题，尤其是在 *H.pylori* 自然宿主中尚未取得大的突破，而且用于研发疫苗的 *H.pylori* 相关抗原是否能针对所有的 *H.pylori* 菌株产生保护性也有待进一步确认。随着对 *H.pylori* 疫苗的深入研究，*H.pylori* 疫苗成功免疫是可行的，但距离临床应用还有很长的路要走。

（王晓枫　整理）

86. 国际上根除幽门螺杆菌预防胃癌的新观点

2014 年 1 月，有全球 40 余位相关领域专家参加的"幽门螺杆菌全球共识"会议在日本京都召开。制定了四个方面的共识：① *H.pylori* 胃炎是一种感染性疾病；②临床上如何区别 *H.pylori* 引起的消化不良与功能性消化不良；③对胃炎进行适当的诊断评估；④何时、何人、如何治疗 *H.pylori* 胃炎。

京都共识认为：*H.pylori* 感染是人类最常见的慢性感染之一，感染后一般难以自发清除而导致终身感染，除非进行根除治疗或胃黏膜发生严重肠化生时细菌难以定植（*H.pylori* 只能定植于胃型上皮），才会自动消失。总体上，约 70% 的 *H.pylori* 感染者既无消化不良症状，也无严重病变。但重要的事实是，*H.pylori* 胃炎不论有无症状或有无并发症，几乎存在活动性胃炎，即存在胃黏膜病理变化。因此将 *H.pylori* 胃炎定义为感染性疾病（*H.pylori* 感染后至少诱发慢性活动性胃炎），即使没有症状，也不论有无消化性溃疡、胃癌等并发症，是客观、合理的。

H.pylori 可以在人-人之间传播。感染者和可能包括被污染水源是最主要的传染源。口-口和粪-口是其主要传播途径，以口-口传播为主。前者主要通过唾液在母亲至儿童和夫妻之间传播，后者主要通过感染者粪便污染水源传播。儿童和成人均为易感人群。感染性疾病分为传染性和非传染性，因此 *H.pylori* 胃炎定义为传染病更为确切。*H.pylori* 胃炎实际上是一种传染病。

关于 *H.pylori* 胃炎的处理，京都共识认为：*H.pylori* 感染者应给予根除治疗，除非有抗衡方面考虑（抗衡因素包括患者伴有疾病、社区中高再感染率、卫生资源优先度安排等）。其理由如下：*H.pylori* 感染几乎均会发生慢性活动性胃炎，即 *H.pylori* 胃炎；*H.pylori* 胃炎是一种传染病。虽然多数 *H.pylori* 胃炎患者既无消化不良症状，最终也不会发生消化性溃疡、胃癌、胃 MALT 淋巴瘤等严重疾病，但究竟谁最终会在 *H.pylori* 胃炎的基础上发生严重疾病难以预测，这种情况类似于无症状的结核或梅毒感染。而且早期胃癌症状隐匿，发现时多已属中晚期，预后不良。根除 *H.pylori* 可有效预防和治疗 *H.pylori* 相关消化不良、消化性溃疡，在较大程度上预防胃癌发生。此外，*H.pylori* 感染始终具有传染性，根除 *H.pylori* 可减少传染源。

随着 *H.pylori* 耐药率的上升，标准三联疗法的根除率已显著下降，因此根除方案的选择应根据各地不同情况，基于药敏试验结果治疗和经验治疗是抗感染治疗的两种基本策略。目前推荐的经验性铋剂四联方案和在无铋剂条件下推荐的非铋剂四联方案仍可在很大程度上克服克拉霉素、甲硝唑和左氧氟沙星耐药；而阿莫西林、四环素、呋喃唑酮耐药率极低，应用前不需要药敏试验。鉴于 *H.pylori* 根除率不断下降，而且未根除者仍存在严重疾病发生的风险，共识推荐所有患者均应在根除治疗后进行复查。根除 *H.pylori* 时已有胃黏膜萎缩 / 肠化生，尤其是程度较重、范围较广的患者，根除 *H.pylori* 后仍属于胃癌高风险患者，需要定期内镜检查随访。

87. 争鸣：根除幽门螺杆菌现代抗生素疗法是否弊大于利还无定论

H.pylori 是人类最古老且最密切的伙伴之一，然而科学家们用了一个多世纪才认识它们。人胃腔内 pH 1 ～ 2，胃内高酸环境不适合细菌生长，既往认为胃内是一个无菌的环境。因此，*H.pylori* 被发现后，掀起了一股持续多年的研究热潮，*H.pylori* 感染与多种疾病的关系得到了广泛深入的探索和研究。然而，正当学者们逐步认识到 *H.pylori* 重要性的时候，发现这种细菌的据点正在逐渐失守。应用高通量测序技术发现，胃内除 *H.pylori* 外还有 100 多个亚类的其他细菌。另外，由于抗生素的广泛使用，阻碍了细菌的传播，使得在过去 100 多年来，发达国家的 *H.pylori* 流行率明显减低。随着 *H.pylori* 的逐渐消失，胃溃疡和胃癌的发生率也跟着下降；然而与此同时，食管反流性疾病、食管腺癌等

却有剧增的现象，而且有证据显示，这些疾病的增多与 *H.pylori* 的消失有关。自古以来就生活在人体胃部的 *H.pylori*，其消失对人类健康是好是坏呢？因此有学者提出，应该对目前用于根除 *H.pylori* 的现代抗生素疗法重新评估，以免其伤害大于效益。

根除 *H.pylori* 的益处：①减轻胃黏膜的炎症程度；②减少消化性溃疡病及其并发症；③降低消化不良症状的发生率和治疗费用；④减轻、控制或延缓胃黏膜萎缩及肠化生的发展，并有可能逆转胃黏膜萎缩和肠化生；⑤低级别 MALT 的一线治疗方法；⑥降低胃癌发生的危险性；⑦对不明原因缺铁性贫血、特发性血小板减少性紫癜有一定疗效；⑧对淋巴细胞性胃炎、增生性息肉有效。

根除 *H.pylori* 的弊端：①胃食管反流病的发生率增加；②增加食管腺癌发生的危险性；③增加抗生素的耐药性；④使人群对癌症的焦虑增加；⑤ *H.pylori* 感染根除后仍可能发生胃癌；⑥改变肠型和微隆起型病变的形态，影响胃镜对肿瘤的发现率；⑦可以导致肥胖和糖尿病；⑧增加儿童哮喘的发生率；⑨可能增加炎症性肠病的发生风险；⑩破坏人体微生态环境。

近年来，对 *H.pylori* 理论的争论越来越多，不少学者对根除 *H.pylori* 现代抗生素疗法提出质疑，认为其弊大于利，应该重新评估。上面列述了根除 *H.pylori* 的利和弊，不一定全面和完全正确，供读者参考，相信大家会有不同的认识和见解。有关 *H.pylori* 的争论，从无到有，从小到大，至少单一支持的声音已经过去，争论将会继续下去，学术上的争论是好事，最终目的是让患者受益！至少目前已经认识到 *H.pylori* 对人类存在着有益的一面，我们不应该滥杀无辜！根除 *H.pylori* 现代抗生素疗法，弊大还是利大？究竟孰是孰非，还需要更全面的研究、更有利的数据来证实。

88. 医源性应激——夸大幽门螺杆菌感染风险与心身疾病

胃癌预防亚太地区共识指南第 21 条：*H.pylori* 筛查会使人群对癌症的焦虑增加。关于人群 *H.pylori* 筛查与胃癌焦虑的关系尚无文献报道，但学者们对 *H.pylori* 筛查可能会增加癌症焦虑这一现象极为关注。一些医师、媒体和商家过分渲染 *H.pylori* 感染的风险带来的医源性应激，根除 *H.pylori* 预防胃癌策略实践过程中某些治疗方法引起患者焦虑、抑郁的现象，应该引起重视，并加以引导。

H.pylori 感染的确与慢性胃炎、消化性溃疡、胃癌等多种疾病密切相关。但是部分宣传片面夸大了 *H.pylori* 感染的风险以及根除 *H.pylori* 的治疗效果。甚至有些学者也提出 "*H.pylori* 感染者无论有无症状均应进行根除"，似乎只要根除了 *H.pylori*，与此相关的所有疾病都会消失。这使患者产生了误区，误认为根除了 *H.pylori* 就可以治愈慢性胃炎、消化性溃疡，甚至防止了癌变等疾病的发生，从而过度关注 *H.pylori* 感染，而忽略了饮食因素、

环境因素及遗传因素等的作用。同时关于 *H.pylori* 感染引起疾病的报道也越来越多，*H.pylori* 几乎成了"万恶之源"。"*H.pylori* 感染与心血管疾病、血液系统疾病、皮肤病、口腔疾病、儿童和胎儿生长发育迟缓、盆腔炎、胆结石和胆囊炎等有关""一人感染，全家感染；全家感染，全村感染"，诸如此类夸张的宣传广告，使一些 *H.pylori* 感染者及其家属惶恐不安，不敢哺乳、共餐、接吻、过性生活，更有甚者因担心癌变轻生者也有之。主张"逢幽必杀防胃癌"的观点，不仅不负责任，也带给 *H.pylori* 感染者本不该出现的社会心理创伤，引起抑郁、焦虑和难以预测的后果。这种由于过分渲染 *H.pylori* 感染风险带来的医源性应激，应该尽量避免。

H.pylori 感染是慢性胃炎的病因之一，但临床症状的严重程度与是否感染 *H.pylori* 不呈正相关。一些 *H.pylori* 阳性患者并无任何临床症状，一些 *H.pylori* 阴性患者却有明显的上腹不适；一些经根除治疗后 *H.pylori* 转阴的患者，上腹不适的症候群并未消失，说明这些慢性胃炎患者的症状与 *H.pylori* 感染无明显关系。但是，我们在临床上经常见到，一些 *H.pylori* 阳性患者本来并无任何临床症状，由于担心 *H.pylori* 导致癌变出现焦虑，而伴发不少上腹不适症状；也有一些没有临床症状的非萎缩性胃炎患者，由于选择根除 *H.pylori* 的时机不对，根除治疗失败，*H.pylori* 发生变异出现耐药，反而出现难以控制的临床症状，发展成为难治性慢性胃炎。因此，我们应该认识到，慢性胃炎症状的有无，特

别是难治性慢性胃炎，与人格、慢性应激相关性较高，与根除 *H.pylori* 并无因果关系，应该尽量避免不必要的 *H.pylori* 根除治疗，规范治疗慢性胃炎，减少医源性应激，造福于患者。

另外一个不容忽视的临床问题是我国内镜慢性胃炎检出率几乎是 100%。一旦检出，无论是否根除 *H.pylori*，似乎永远改变不了慢性胃炎的结局。很多患者抱着"根除了 *H.pylori* 就能治好慢性胃炎、预防胃癌"的美好愿望，积极、强烈地要求根除 *H.pylori* 治疗，虽然经过规范的联合治疗可以使 *H.pylori* 转阴，但再感染和耐药还会使 *H.pylori* 转为阳性，治愈慢性胃炎的愿望难以实现，反复的检查、治疗对患者的精神再次造成应激，加重焦虑、抑郁。这就是我国慢性胃炎患者伴有 *H.pylori* 感染的临床现实，反复的医源性应激通过神经-内分泌-免疫系统导致焦虑、抑郁加重，患者担心的癌变没有发生，却引起了心身疾病，这种危害可能远大于癌变。

在国内外主流理论一片喊杀声中，我们应该客观分析 *H.pylori* 感染的利与弊，正确认知和保留 *H.pylori* 对人类有益的一面。在高危人群中规范实施根除 *H.pylori* 预防胃癌策略，在普通人群中尽量避免因过分渲染 *H.pylori* 感染风险所致医源性应激引起的心身疾病，更好地服务于患者。

89. 环氧化酶 –2 抑制剂对胃癌具有一定的化学预防作用

环氧化酶 -2（COX-2）抑制剂作为一种非甾体类抗感染药广泛应用于临床。环氧化酶抑制剂按照特异性的不同，分为非选择性环氧化酶抑制剂（阿司匹林、吲哚美辛、布洛芬、舒林酸等）和选择性环氧化酶抑制剂（罗非考西、赛来昔布等）。流行病学资料表明，长期服用阿司匹林和其他 NSAIDs 的人群结肠癌发生率较未服用者低 40% ～ 50%；动物实验研究证实，抑制 COX-2 可明显减少胃癌、食管癌及结肠癌的发生，并可抑制肿瘤的生长。大量流行病学和实验研究表明，尽管最适剂量、治疗持续时间等问题仍存在争议，但环氧化酶抑制剂可降低胃肠道肿瘤发生的危险性已成为不争的事实，成为肿瘤预防领域的又一研究热点。

关于环氧化酶抑制剂与胃癌的关系，流行病学调查的结果不一，近年来更趋向于相关。美国癌症协会报道，服用阿司匹林的人中，胃癌患者的死亡相对危险度下降，而每月服用 16 次以上者下降更明显。美国进行的一项食管癌和胃癌的病例对照研究表明。服用阿司匹林的人患非腺癌的相对危险度与从未服用过的人相比具有较低的风险。对 9 个观察研究进行的系统回顾发现，长期服用阿司匹林或其他环氧化酶抑制剂与胃癌患病率降低之间，存在剂量依赖关系。然而，环氧化酶抑制剂的最短有效用药时间与减少胃癌患病率之间的关系仍无定论，需要进行更多的前瞻性研究加以证实。

近年来，研究发现 COX-2 与胃癌的发生密切相关。Ristimaki A 等报道胃癌组织 COX-2 mRNA 表达明显高于正常胃黏膜。在食管癌、结肠癌、肝癌组织中也有类似描述，提示 COX-2 过度表达与胃癌及其他消化系统肿瘤的发生有关。Uefuji 等检测了 337 例胃腺癌组织中 COX-2 mRNA 的表达情况，结果表明，有淋巴结转移胃癌患者肿瘤组织中 COX-2 mRNA 表达明显高于无淋巴结转移者，且 COX-2 表达与胃癌病灶的大小呈正相关，提示 COX-2 表达参与了胃癌侵袭转移。Lim 等检测了 104 例胃癌标本，发现 COX-2 蛋白的表达率达 74.2%，肠化生和腺瘤样上皮也显示较强的 COX-2 免疫活性，而正常胃黏膜则无 COX-2 表达，提示 COX-2 可能是胃癌的早期事件，COX-2 可能对胃癌的形成起作用，而抑制 COX-2 表达可能对胃癌的早期预防起重要作用。

COX-2 抑制剂对胃癌化学预防的机制尚不十分明确，可能与以下因素有关：①抑制前列腺素合成过程中的关键酶——环氧化酶抑制前列腺素合成，发挥抗肿瘤作用；②抑制细胞增殖，诱导细胞凋亡；③抑制肿瘤新生血管生成。

非选择性环氧化酶抑制剂（既可抑制 COX-2，又可抑制 COX-1）的胃肠毒副作用及肾毒性限制了其在临床上的应用。而选择性 COX-2 抑制剂因其对 COX-2 具有特异抑制作用而使其成为胃癌化学预防的研究热点。由于 COX-2 抑制剂对胃癌及其癌前病变的化学预防作用，使得新型 COX-2 抑制剂的开发与研制有可能为胃癌治疗和化学预防开辟新途径。近年来已经研制出来一些新的 COX-2 抑制剂，如 Fusilide、NS-398、celecoxib，并在动物实验中已证明其对肿瘤的化学预防作用。目前，celecoxib 和罗非昔布已经应用于临床。另外，研究发现，*H.pylori* 诱导 COX-2 的表达可能是 *H.pylori* 感染增加胃癌发生危险性的可能机制之一，因此，选择性 COX-2 抑制剂联合根除 *H.pylori* 措施有可能成为胃癌化学预防的有效途径。

大量流行病学研究证明，COX-2 已经成为胃癌化学预防和治疗的靶点，选择性 COX-2 抑制剂也将成为胃癌化学预防的有效途径之一，但 COX-2 抑制剂对胃癌化学预防的机制仍需进一步明确。COX-2 在胃癌发生发展过程中发挥作用的具体下游分子事件有待进一步证实，COX-2 抑制剂对胃癌化学预防的有效剂量及用药时间的确定、如何研发新型无毒有效的 COX-2 抑制剂等都是胃癌化学预防的重要课题。

90. 抗氧化物研究拓宽了胃癌化学预防的途径

H.pylori 根除治疗、COX-2 抑制剂和抗氧化物的应用是主要的胃癌化学预防方法。研究发现，胃癌发病与氧自由基损害有关，部分具有生物活性功能的抗氧化物如维生素 C、维生素 E、叶酸、大蒜素、儿茶素等可能抑制胃癌的发生。因此，抗氧化物的研究是胃癌化学预防的重要方向之一，中国慢性胃炎共识意见

和亚太胃癌预防共识也先后肯定了具有生物活性的营养素对胃癌的预防作用。

多项研究结果显示，高盐摄入与胃癌强烈相关，大量摄入水果和蔬菜是预防胃癌的保护性因素。一项大规模前瞻性研究发现，与每日水果蔬菜低摄入组相比，高摄入组的胃癌发生风险降低 44%。Meta 分析显示摄入膳食纤维与胃癌风险呈负相关，食用葱蒜类蔬菜也可减少胃癌的发生。但是，水果蔬菜中具有保护作用的特异营养素尚不清楚，可能是通过抗氧化物维生素如维生素 C 而介导的。维生素 C 是一种重要的抗氧化物，可抑制肿瘤细胞的有丝分裂活性而不影响正常细胞生长。胃黏膜萎缩和肠化生患者胃液脱氢抗坏血酸浓度减低，*H.pylori* 感染者胃黏膜的抗坏血酸浓度亦显著降低，这些发现可能与 *H.pylori* 相关的致癌有关。Correa 等在组织学诊断为多灶性萎缩和（或）肠化生患者中进行了一项化学预防的随机对照试验，患者分别接受 *H.pylori* 三联根除疗法和（或）维生素 C 或 β- 胡萝卜素或相应安慰剂治疗，维生素 C 干预使胃黏膜萎缩消退率显著增加（*RR*=5.0；95%*CI* 1.7 ～ 14.4）；肠化生患者的肠化生消退率的 *RR* 值为 3.3，95% *CI* 1.1 ～ 9.5。欧洲癌症与营养多中心前瞻性研究报告了 10 个国家 23 个研究中心，包括 519 978 例参与者的研究结果，发现血浆高维生素 C、类胡萝卜素、视黄醇和维生素 E、谷类纤维摄入均可降低胃癌的发病风险，并且维生素 C、β- 胡萝卜素和维生素 E 的保护作用在 *H.pylori* 感染的个体中表现更为显著。中国慢性胃炎共识意见指出，维生素 C 可能纠正 *H.pylori* 感染引起的高胺环境，从而预防胃癌的发生。

叶酸为 B 族水溶性维生素，是染色体的主要构成物质，与 DNA 的合成、稳定及维持甲基化水平密切相关。摄入一定量叶酸，能维持正常 DNA 甲基化水平，使原癌基因失活，从而控制癌症的发生。一项随机对照干预研究显示，对萎缩性胃炎患者给予两年的叶酸干预后，胃癌的发生率显著低于安慰剂对照组，同时发现叶酸能够阻止萎缩性胃炎的进展并且可以逆转肠化生。

半胱氨酸具有免疫调节、抗氧化及抗癌作用。Murphy 等研究发现，血清半胱氨酸水平与食管癌和胃贲门癌发生危险呈显著负相关，其可能机制与半胱氨酸抑制谷胱甘肽合成、解毒乙醛的功能及影响 *P53* 表达有关。

植物多酚是广泛存在于植物体内的次生代谢物，对活性氧等自由基有较强的捕捉能力，使植物多酚具有极强的抗氧化性和清除自由基的能力。因此儿茶素等植物多酚已成为胃癌化学预防的研究热点。绿茶及其主要成分茶多酚对肿瘤形成各个阶段的预防和抑制作用已被体外实验和动物实验证实。日本的一项队列研究综合分析了日本 219 080 人绿茶消费和胃癌发病的关联性，绿茶消费量大于或等于 5 杯 / 天的女性，患胃癌的风险降低 21%，患远端胃癌的危险度降低 30%。菜籽多酚主要存在于粗制菜籽油中，是一种新型抗氧化物。研究发现，菜籽多酚具有较强的抗氧化能力，可以有效抑制 *H.pylori* 胃炎和胃癌发病。另外，菜籽多酚对肿瘤细胞具有选择性的抑制作用，而对正常细胞几乎没有毒性作用，表明菜籽多酚具有作为食品抗氧化剂使用的前景。

对胃癌高危人群的化学预防是经济、现实可行的，抗氧化物拓宽了胃癌化学预防的途径。近年来，高效低毒甚至无毒的天然活性物质研究倍受关注。继续寻找和开发抗氧化物，并对其作用机制开展深入研究，将是胃癌化学预防研究的重点方向。

参考文献

1. Soerjomataram I, Lortet-Tieulent J, Parkin DM, et al.Global burden of cancer in 2008: a systematic analysis of disability-adjusted life-years in 12 world regions. Lancet, 2012, 380 (9856): 1840-1850.

2. 赫捷，赵平，陈万青.2011中国肿瘤登记年报.北京：军事医学科学出版社，2012：28-297.

3. Freedman ND, Derakhshan MH, Abnet CC, et al.Male predominance of upper gastrointestinal adenocarcinoma cannot be explained by differences in tobacco smoking in men versus women.Eur J Cancer, 2010, 46 (13): 2473-2478.

4. Camargo MC, Goto Y, Zabaleta J, et al.Sex hormones, hormonal interventions, and gastric cancer risk: a meta-analysis.Cancer Epidemiol Biomarkers Prev, 2012, 21 (1): 20-38.

5. Ge S, Feng X, Shen L, et al.Association between Habitual Dietary Salt Intake and Risk of Gastric Cancer: A Systematic Review of Observational Studies.Gastroenterol Res Pract, 2012, 2012:808120.

6. Smyth EC, Capanu M, Janjigian YY, et al.Tobacco use is associated with increased recurrence and death from gastric cancer.Ann Surg Oncol, 2012, 19 (7): 2088-2094.

7. Malfertheiner P, Megraud F, O'Morain CA, et al.Management of Helicobacter pylori infection--the Maastricht IV/ Florence Consensus Report.Gut, 2012, 61 (5): 646-664.

8. Kluijt I, Sijmons RH, Hoogerbrugge N, et al.Familial gastric cancer: guidelines for diagnosis, treatment and periodic surveillance.Fam Cancer, 2012, 11 (3): 363-369.

9. Capelle LG, Van Grieken NC, Lingsma HF, et al.Risk and epidemiological time trends of gastric cancer in Lynch syndrome carriers in the Netherlands. Gastroenterology, 2010, 138 (2): 487-492.

10. Abnet CC, Freedman ND, Hu N, et al.A shared susceptibility locus in PLCE1 at 10q23 for gastric adenocarcinoma and esophageal squamous cell carcinoma.Nat Genet, 2010, 42 (9): 764-767.

11. 中华医学会消化病学分会幽门螺杆菌学组 / 全国幽门螺杆菌研究协作组, 刘文忠, 谢勇, 等 . 第四次全国幽门螺杆菌感染处理共识报告 . 中华内科杂志, 2012, 51（10）: 832-837.

12. Zhang Z, Xu G, Ma M, et al.Dietary fiber intake reduces risk for gastric cancer: a meta-analysis.Gastroenterology, 2013, 145 (1): 113-120.

13. 刘文忠 . 根除幽门螺杆菌预防胃癌：希望和困惑 . 胃肠病学, 2015, 20 (1): 2-4.

14. Hsu YC, Yang TH, Liou JM, et al.Can clinical features stratify use

of endoscopy for dyspeptic patients with high background prevalence of upper gastrointestinal cancer?Dig Liver Dis，2012，44（3）：218-223.

15. Bai Y1，Li ZS，Zou DW，et al.Alarm features and age for predicting upper gastrointestinal malignancy in Chinese patients with dyspepsia with high background prevalence of Helicobacter pylori infection and upper gastrointestinal malignancy: an endoscopic database review of 102，665 patients from 1996 to 2006.Gut，2010，59（6）：722-728.

16. Zhou Y，Zhuang W，Hu W，et al.Consumption of large amounts of Allium vegetables reduces risk for gastric cancer in a meta-analysis.Gastroenterology，2011，141（1）：80-89.

17. 陈玉龙 . 医源性应激——夸大幽门螺杆菌感染风险与心身疾病 . 实用医院临床杂志，2015，12（6）：9-11.

出版者后记
Postscript

　　1 年时间，365 个日夜，300 位权威专家对每本书每个细节的精雕细琢，终于，我们怀着忐忑的心情迎来了《中国医学临床百家》丛书的出版。我们科学技术文献出版社自 1973 年成立即开始出版医学图书，40 余年来，医学图书的内容和出版形式都发生了很大变化，这些无一不与医学的发展和进步相关。

　　近几年，中国的临床医学有了很大的发展，在国际医学领域也开始崭露头角。以北京天坛医院牵头的 CHANCE 研究成果改写美国脑血管病二级预防指南为标志，中国一批临床专家的科研成果正在走向世界。但是，这些权威临床专家的科研成果多数首先发表在国外期刊上，之后才在国内期刊、会议中展现。如果出版专著，又为多人合著，专家个人的观点和成果精华被稀释。

　　为改变这种零落的展现方式，作为科技部所属的唯一一家出版机构，我们有责任为中国的临床医生提供一个系统展示临床研究成果的舞台。为此，我们策划出版了这套高端医学专著——《中国医学临床百家》丛书。"百家"既指临床各学科的权威专家，也取百家争鸣之义。

　　丛书中每一本书阐述一种疾病的最新研究成果及专家观点，按年度持续出版，强调医学知识的权威性和时效性，以期细致、连续、全面展示我国临床医学的发展历程。与其他医学专著相比，本丛书具有出版周期短、持续性强、主题突出、内容精练、阅读体验佳等特点。在图书出版的同时，同步通过万方数据库等互联网平台进入全国的医院，让各级临床医师和医学科研人员通过数据库检索到专家观点，并能迅速在临床实践中得以应用。

　　在与专家们沟通过程中，他们对丛书出版的高度认可给了我们坚定的信心。北京协和医院邱贵兴院士表示"这个项目是出版界的创新……项目持续开展下去，对促进中国临床学科的发展能起到很大作用"。北京大学第一医院霍勇教授认为"百家丛书很有意义"。复旦大学附属华山医院毛颖教授说"中国医学临床百家给了我们一个深度阐释和抒发观点的平台，我愿意将我的学术观点通过这个平台展示出来"。我们感谢这么多临床专家积极参与本丛书的写作，他们在深夜里的奋笔，感动着我们，鼓舞着我们，这是对本丛书的巨大支持，也是对我们出版工作的肯定，我们由衷地感谢！

　　在传统媒体与新兴媒体相融合的今天，打造好这套在互联网时代出版与传播的高端医学专著，为临床科研成果的快速转化服务，为中国临床医学的创新及临床医师诊疗水平的提升服务，我们一直在努力！

科学技术文献出版社